GYULLADÁSGÁTLÓ RECEPTEK 2022

GYORS RECEPTEK A GYULLADÁS CSÖKKENTÉSÉRE

MARIANNA JAKAB

Tartalomjegyzék

Citromos vajas garnélarák rizs adagok: 3

Főzési idő: 10 perc

Hozzávalók:

¼ csésze főtt vadrizs

½ tk. Vaj osztva

¼ tk. olivaolaj

1 csésze nyers garnélarák, kifejtve, kifőzve, lecsepegve ¼ csésze fagyasztott borsó, felengedve, öblítve, lecsepegtetve

1 evőkanál. citromlé, frissen facsart

1 evőkanál. metélőhagyma, darált

csipet tengeri só, ízlés szerint

Útvonal:

1. Öntsünk ¼ tk. A vajat és az olajat a wokba állítjuk közepes lángon. Adjuk hozzá a garnélarákot és a borsót. Pároljuk, amíg a garnélarák korallrózsaszín nem lesz, körülbelül 5-7

percek.

2. Hozzáadjuk a vadrizst, és jól felforrósítjuk – sóval és vajjal ízesítjük.

3. Tegye át egy tányérra. A tetejére metélőhagymát és citromlevet szórunk.

Szolgál.

<u>Táplálkozási információ:</u>Kalória 510 Szénhidrát: 0 g Zsír: 0 g Fehérje: 0 g

Garnélarák-lime cukkini és kukorica adagok: 4

Főzési idő: 20 perc

Hozzávalók:

1 evőkanál extra szűz olívaolaj

2 kis cukkini ¼ hüvelykes kockákra vágva

1 csésze fagyasztott kukoricaszem

2 medvehagyma, vékonyra szeletelve

1 teáskanál só

½ teáskanál őrölt kömény

½ teáskanál chipotle chili por

1 kilós hámozott garnélarák, szükség esetén felengedve

1 evőkanál finomra vágott friss koriander

1 lime héja és leve

Útvonal:

1. Melegítse elő a sütőt 400°F-ra. A tepsit kikenjük olajjal.

2. A sütőlapon keverje össze a cukkinit, a kukoricát, a mogyoróhagymát, a sót, a köményt és a chiliport, és jól keverje össze. Egy rétegben elrendezzük.

3. Adja hozzá a garnélarákot a tetejére. 15-20 percen belül megsütjük.

4. Tegye bele a koriandert és a lime héját és levét, keverje össze, és tálalja.

Táplálkozási információ:Kalória 184 Összes zsír: 5 g Összes szénhidrát: 11 g Cukor: 3 g Rost: 2 g Fehérje: 26 g Nátrium: 846 mg

Karfiolleves adagok: 10

Főzési idő: 10 perc

Hozzávalók:

¾ csésze víz

2 teáskanál olívaolaj

1 hagyma, felkockázva

1 fej karfiol, csak a virágok

1 doboz teljes zsírtartalmú kókusztej

1 teáskanál kurkuma

1 teáskanál gyömbér

1 teáskanál nyers méz

Útvonal:

1. Tegye az összes rögzítőelemet egy nagy fazékba, és forralja körülbelül 10 percig

percek.

2. Használjon botmixert a turmixolásához, és tegye simára a levest.

Szolgál.

<u>Táplálkozási információ:</u>Összes szénhidrát 7 g élelmi rost: 2 g nettó szénhidrát: fehérje: 2 g teljes zsír: 11 g kalória: 129

Édesburgonyás feketebab hamburger adagok:

6

Főzési idő: 10 perc

Hozzávalók:

1/2 jalapeno kimagozva és felkockázva

1/2 csésze quinoa

6 teljes kiőrlésű hamburger zsemle

1 doboz fekete bab, leöblítve és lecsepegtetve

Olívaolaj/kókuszolaj, főzéshez

1 édesburgonya

1/2 csésze vöröshagyma, kockára vágva

4 evőkanál gluténmentes zabliszt

2 gerezd fokhagyma, felaprítva

2 teáskanál fűszeres cajun fűszer

1/2 csésze koriander, apróra vágva

1 teáskanál kömény

Csírák

Só ízlés szerint

Bors, ízlés szerint

A krémhez:

2 evőkanál koriander, apróra vágva

1/2 érett avokádó, felkockázva

4 evőkanál zsírszegény tejföl/natúr görög joghurt 1 teáskanál limelé

Útvonal:

1. Öblítse le a quinoát hideg folyó víz alatt. Tegyünk egy csésze vizet egy serpenyőbe, és melegítsük fel. Adjuk hozzá a quinoát és forraljuk fel.

2. Fedjük le, majd lassú tűzön pároljuk, amíg az összes vizet fel nem szívja, körülbelül 15 percig.

3. Kapcsolja le a hőt, és villával pelyhesítse a quinoát. Ezután tegyük át a quinoát egy tálba, és hagyjuk hűlni 5-10 percig.

4. Villával megszurkáljuk a burgonyát, majd néhány percig sütjük a mikrohullámú sütőben, amíg alaposan meg nem fő és megpuhul. Ha megfőtt, hámozzuk meg a burgonyát és hagyjuk kihűlni.

5. Tegye a főtt burgonyát a robotgépbe, 1 doboz fekete babot, ½ csésze apróra vágott koriandert, 2 teáskanál Cajun fűszerkeveréket, ½ csésze kockára vágott hagyma, 1 teáskanál kömény és 2 gerezd darált fokhagyma.

Addig pörgesse, amíg sima keveréket nem kap. Tegyük át egy tálba, és adjuk hozzá a főtt quinoát.

6. Adjunk hozzá zablisztet/zabkorpát. Jól összedolgozzuk és 6 pogácsát formázunk belőle. Sütőpapíros tepsire tesszük a pogácsákat, és körülbelül fél órára hűtőbe tesszük.

7. Tegye a Crema összes hozzávalóját egy konyhai robotgépbe. Pulzálj simára. Sózzuk ízlés szerint, és hűtsük le.

8. Egy serpenyőt kikenünk olajjal, és közepes lángon felhevítjük.

A pogácsák minden oldalát világos aranybarnára sütjük, mindössze 3-4 percig.

Krémmel, csírával, zsemlével és bármelyik kedvenc feltéttel tálaljuk.

Táplálkozási információ:206 kalória 6 g zsír 33,9 g összes szénhidrát 7,9 g fehérje

Kókuszos gombaleves adagok: 3

Főzési idő: 10 perc

Hozzávalók:

1 evőkanál kókuszolaj

1 evőkanál őrölt gyömbér

1 csésze cremini gomba, apróra vágva

½ teáskanál kurkuma

2 és ½ csésze víz

½ csésze konzerv kókusztej

Tengeri só ízlés szerint

Útvonal:

1. Egy nagy lábosban közepes lángon felforrósítjuk a kókuszolajat, majd hozzáadjuk a gombát. 3-4 percig főzzük.

2. Tegye fel a maradék rögzítőelemeket és forralja fel. 5 percig forraljuk.

3. Osszuk el három levesestál között, és élvezzük!

Táplálkozási információ:Összes szénhidrát 4 g élelmi rost: 1 g fehérje: 2 g

teljes zsír: 14 g kalória: 143

Téli stílusú gyümölcssaláta adagok: 6

Főzési idő: 0 perc

Hozzávalók:

4 főtt édesburgonya, felkockázva (1 hüvelykes kocka) 3 körte, kockára vágva (1 hüvelykes kocka)

1 csésze szőlő, félbevágva

1 alma, felkockázva

½ csésze fél pekándió

2 evőkanál olívaolaj

1 evőkanál vörösborecet

2 evőkanál nyers méz

Útvonal:

1. Az öntethez összekeverjük az olívaolajat, a vörösborecetet, majd a nyers mézet, és félretesszük.

2. Keverje össze az apróra vágott gyümölcsöt, az édesburgonyát és a pekándió felét, és ossza el hat tálba. Minden edényt meglocsolunk öntettel.

Táplálkozási információ:Összes szénhidrát 40 g élelmi rost: 6 g fehérje: 3 g teljes zsír: 11 g kalória: 251

Mézben sült csirkecomb sárgarépával Adagok: 4

Főzési idő: 50 perc

Hozzávalók:

2 evőkanál sótlan vaj, szobahőmérsékleten 3 nagy sárgarépa, vékonyra szeletelve

2 gerezd fokhagyma, darálva

4 csontos, bőrös csirkecomb

1 teáskanál só

½ teáskanál szárított rozmaring

¼ teáskanál frissen őrölt fekete bors

2 evőkanál méz

1 csésze csirkehúsleves vagy zöldségleves

Citromszeletek, tálaláshoz

Útvonal:

1. Melegítse elő a sütőt 400°F-ra. A tepsit kikenjük vajjal.

2. A sárgarépát és a fokhagymát egy rétegben helyezze el a tepsiben.

3. Tegye a csirkét bőrével felfelé a zöldségekre, és ízesítse sóval, rozmaringgal és borssal.

4. Tegye rá a mézet, és öntse hozzá a húslevest.

5. 40-45 percen belül megsütjük. Vegye ki, majd hagyja pihenni 5-ig

percig, és citromkarikákkal tálaljuk.

Táplálkozási információ:Kalória 428 Összes zsír: 28 g Összes szénhidrát: 15 g Cukor: 11 g Rost: 2 g Fehérje: 30 g Nátrium: 732 mg

Pulyka chili adagok: 8

Főzési idő: 4 óra 10 perc

Hozzávalók:

1 kilós darált pulyka, lehetőleg 99%-ban sovány

2 doboz vörös bab, leöblítve és lecsepegtetve (15 uncia egyenként) 1 pirospaprika apróra vágva

2 doboz paradicsomszósz (egyenként 15 uncia)

1 üveg csemege szeletelt szelídített jalapeno paprika, lecsepegtetve (16 oz)

2 doboz vékony paradicsom, felkockázva (egyenként 15 uncia) 1 evőkanál kömény

1 sárga paprika, durvára vágva

2 doboz fekete bab, lehetőleg leöblítve és lecsepegtetve (egyenként 15 uncia) 1 csésze kukorica, fagyasztva

2 evőkanál chili por

1 evőkanál olívaolaj

Fekete bors és só ízlés szerint

1 közepes hagyma, felkockázva

Zöldhagyma, avokádó, reszelt sajt, görög joghurt/tejföl, tetejére, opcionális

Útvonal:

1. Melegítse fel az olajat forróra egy nagy serpenyőben. Ha kész, óvatosan helyezze a pulykát a forró serpenyőbe, és süsse barnára. Öntse a pulykát a lassú tűzhely aljába, lehetőleg 6 litert.

2. Adja hozzá a jalapenót, a kukoricát, a paprikát, a hagymát, a kockára vágott paradicsomot, a paradicsomszószt, a babot, a köményt és a chiliport. Keverjük össze, majd tegyünk borsot és sót ízlés szerint.

3. Fedjük le és főzzük 6 órán át alacsony lángon vagy 4 órán át magas lángon.

Az opcionális feltétekkel tálaljuk, és élvezzük.

Táplálkozási információ:kcal 455 Zsír: 9 g Rost: 19 g Fehérje: 38 g

Lencseleves fűszerekkel Adagok: 5

Főzési idő: 25 perc

Hozzávalók:

1 csésze sárgahagyma (kockákra vágva)

1 csésze sárgarépa (kockákra vágva)

1 csésze fehérrépa

2 evőkanál extra szűz olívaolaj

2 evőkanál balzsamecet

4 csésze bébispenót

2 csésze barna lencse

¼ csésze friss petrezselyem

Útvonal:

1. Melegítse elő a gyorsfőzőt közepes lángon, és tegye bele az olívaolajat és a zöldségeket.

2. 5 perc elteltével adjuk hozzá a húslevest, a lencsét és a sót az edénybe, és pároljuk 15 percig.

3. Vegyük le a fedőt, és adjunk hozzá spenótot és ecetet.

4. A levest 5 percig keverjük, majd elzárjuk a lángot.

5. Díszítsük friss petrezselyemmel.

Táplálkozási információ:Kalória 96 Szénhidrát: 16 g Zsír: 1 g Fehérje: 4 g

Fokhagymás csirke és zöldség adagok: 4

Főzési idő: 45 perc

Hozzávalók:

2 teáskanál extra szűz olívaolaj

1 póréhagyma, csak fehér része, vékonyra szeletelve

2 nagy cukkini ¼ hüvelykes szeletekre vágva

4 csontos, bőrös csirkemell

3 gerezd fokhagyma, felaprítva

1 teáskanál só

1 teáskanál szárított oregánó

¼ teáskanál frissen őrölt fekete bors

½ csésze fehérbor

1 citrom leve

Útvonal:

1. Melegítse elő a sütőt 400°F-ra. A tepsit kikenjük olajjal.

2. Helyezzük a póréhagymát és a cukkinit a tepsire.

3. Tegye bele a csirkét, bőrével felfelé, és szórja meg fokhagymával, sóval, oregánóval és borssal. Adjuk hozzá a bort.

4. 35-40 percen belül megsütjük. Kivesszük és 5 percig pihentetjük.

5. Adjuk hozzá a citromlevet és tálaljuk.

Táplálkozási információ:Kalória 315 Összes zsír: 8 g Összes szénhidrát: 12 g

Cukor: 4 g Rost: 2 g Fehérje: 44 g Nátrium: 685 mg

Füstölt lazac saláta adagok: 4

Főzési idő: 20 perc

Hozzávalók:

2 bébi édesköményhagyma, vékonyra szeletelve, néhány levél fenntartva

2 evőkanál petrezselyem, apróra vágva

1 evőkanál citromlé, frissen facsart

2 evőkanál friss metélőhagyma apróra vágva

1 evőkanál apróra vágott friss tárkony

180 g szeletelt füstölt lazac, sószegény

½ vöröshagyma, vékonyra szeletelve

1 teáskanál citrom héja, finomra reszelve

½ csésze francia zöld lencse, leöblítve

60 g friss bébispenót

½ avokádó, szeletelve

Egy csipetnyi porcukor

Útvonal:

1. Tegyen vizet egy nagy serpenyőbe vízzel, és forralja fel mérsékelt lángon. Egyszer felforrt; a lencsét 20 percig puhára főzzük; jól lecsepegtetjük.

2. Közben egy chargrill serpenyőt előre melegítsen nagy lángon.

Az édesköményszeleteket meglocsoljuk egy kevés olajjal, és puhára főzzük 2 órára

percenként oldalanként.

3. A metélőhagymát, a petrezselymet, a joghurtot, a tárkonyt, a citromhéjat és a kapribogyót robotgépben teljesen simára dolgozzuk, majd ízlés szerint borsozzuk.

4. Tegye a hagymát cukorral, levével és egy csipet sóval egy nagy keverőtálba. Pár percig félretesszük, majd leszűrjük.

5. Keverje össze a lencsét hagymával, édesköménnyel, avokádóval és spenóttal egy nagyméretű keverőtálban. Egyenletesen elosztjuk a tányérok között, majd rátesszük a halat. Megszórjuk a maradék édesköménylevéllel és még több friss petrezselyemmel. Meglocsoljuk a zöld istennő öltözettel. Élvezd.

Táplálkozási információ:kcal 368 Zsír: 14 g Rost: 8 g Fehérje: 20 g

Bean Shawarma saláta adagok: 2

Főzési idő: 20 perc

Hozzávalók:

Saláta elkészítéséhez

20 db Pita chips

5 uncia tavaszi saláta

10 koktélparadicsom

¾ csésze friss petrezselyem

¼ csésze vöröshagyma (apróra vágva)

A csicseriborsóhoz

1 evőkanál olívaolaj

1 evőkanál kömény és kurkuma

½ evőkanál paprika és koriander por 1 csipet fekete bors

½ csekély kóser só

¼ evőkanál gyömbér és fahéj por

Az öltözködés előkészítéséhez

3 gerezd fokhagyma

1 evőkanál szárított fúró

1 evőkanál limelé

Víz

½ csésze humusz

Útvonal:

1. Helyezzen rácsot a már előmelegített sütőbe (204 C). Keverje össze a csicseriborsót az összes fűszerrel és gyógynövényekkel.

2. A tepsire vékony réteg csicseriborsót helyezünk, és majdnem 20 percig sütjük. Addig sütjük, amíg a bab aranybarna nem lesz.

3. Az öntet elkészítéséhez egy habverőtálban keverje össze az összes hozzávalót, és turmixolja össze. A megfelelő simaság érdekében fokozatosan adjunk hozzá vizet.

4. A saláta elkészítéséhez keverje össze az összes gyógynövényt és fűszert.

5. Tálaláskor adjunk hozzá pita chipset és babot a salátához, és öntettel öntsünk rá.

Táplálkozási információ:Kalória 173 szénhidrát: 8 g zsír: 6 g fehérje: 19 g

Ananászos sült rizs adagok: 4

Főzési idő: 20 perc

Hozzávalók:

2 sárgarépa, meghámozva és lereszelve

2 zöldhagyma, szeletelve

3 evőkanál szójaszósz

1/2 csésze sonka, kockára vágva

1 evőkanál szezámolaj

2 csésze konzerv/friss ananász, kockára vágva

1/2 teáskanál gyömbérpor

3 csésze barna rizs, főtt

1/4 teáskanál fehér bors

2 evőkanál olívaolaj

1/2 csésze fagyasztott borsó

2 gerezd fokhagyma, darálva

1/2 csésze fagyasztott kukorica

1 hagyma, felkockázva

Útvonal:

1. Tegyen egy tálba 1 evőkanál szezámolajat, 3 evőkanál szójaszószt, 2 csipet fehér borsot és 1/2 teáskanál gyömbérport. Jól összekeverjük és félretesszük.

2. Egy serpenyőben olajat melegítünk. Adjuk hozzá a fokhagymát a felkockázott hagymával együtt.

Körülbelül 3-4 percig főzzük, gyakran kevergetve.

3. Adjon hozzá 1/2 csésze fagyasztott borsót, reszelt sárgarépát és 1/2 csésze fagyasztott kukoricát.

Addig keverjük, amíg a zöldségek megpuhulnak, csak néhány percig.

4. Keverjen hozzá szójaszószos keveréket, 2 csésze kockára vágott ananászt, ½ csésze apróra vágott sonkát, 3 csésze főtt barna rizs és szeletelt zöldhagymát.

Körülbelül 2-3 percig főzzük, gyakran kevergetve. Szolgál!

Táplálkozási információ:252 kalória 12,8 g zsír 33 g összes szénhidrát 3 g fehérje

Lencseleves adagok: 2

Főzési idő: 30 perc

Hozzávalók:

2 sárgarépa, közepes és kockára vágva

2 evőkanál. Citromlé, friss

1 evőkanál. Kurkuma por

1/3 csésze lencse, főtt

1 evőkanál. Mandula, apróra vágva

1 zellerszár, felkockázva

1 csokor petrezselyem frissen aprítva

1 Sárga hagyma, nagy és apróra vágva

Fekete bors, frissen őrölt

1 paszternák, közepesen és apróra vágva

½ tk. Őrölt kömény

3 ½ csésze víz

½ tk. Rózsaszín himalájai só

4 kelkáposzta levél durvára vágva

Útvonal:

1. Kezdésként tegyük a sárgarépát, a paszternákot, egy evőkanál vizet és a hagymát egy közepes méretű edénybe, közepes lángon.

2. Főzzük a zöldségkeveréket 5 percig, közben időnként megkeverjük.

3. Ezután keverjük bele a lencsét és a fűszereket. Jól kombináld.

4. Ezután öntsön vizet az edénybe, és forralja fel a keveréket.

5. Most csökkentse a hőt alacsonyra, és hagyja főni 20 percig

percek.

6. Vegye le a tűzről, és vegye le a tűzhelyről. Adjuk hozzá a kelkáposztát, a citromlevet, a petrezselymet és a sót.

7. Ezután alaposan keverje össze, amíg minden össze nem áll.

8. Megkenjük mandulával, és forrón tálaljuk.

Táplálkozási információ:Kalória: 242 kcal Fehérjék: 10 g Szénhidrát: 46 g Zsír: 4 g

Ízletes tonhalsaláta adagok: 2

Főzési idő: 15 perc

Hozzávalók:

2 doboz tonhal vízbe csomagolva (egyenként 5 uncia), lecsepegtetett ¼ csésze majonéz

2 evőkanál friss bazsalikom apróra vágva

1 evőkanál citromlé, frissen facsart

2 evőkanál tűzön sült pirospaprika, apróra vágott ¼ csésze kalamata vagy vegyes olajbogyó, apróra vágva

2 nagy szőlőben érett paradicsom

1 evőkanál kapribogyó

2 evőkanál vöröshagyma, apróra vágva

Só és bors ízlés szerint

Útvonal:

1. Adja hozzá az összes elemet (a paradicsom kivételével) egy nagyméretű keverőtálba; alaposan keverje össze az összetevőket, amíg jól össze nem keveredik.

Vágja fel a paradicsomot hatodára, majd finoman nyissa ki. Az elkészített tonhal saláta keveréket a közepébe kanalazzuk; azonnal tálaljuk és élvezzük.

Táplálkozási információ:kcal 405 Zsír: 24 g Rost: 3,2 g Fehérje: 37 g

Aioli tojással, adagok: 12

Főzési idő: 0 perc

Hozzávalók:

2 tojássárgája

1 fokhagyma, lereszelve

2 evőkanál. víz

½ csésze extra szűz olívaolaj

¼ csésze citromlé, frissen facsart, magvak eltávolítása ¼ tk. tengeri só

Csipetnyi cayenne bors por

Csipet fehér bors, ízlés szerint

Útvonal:

1. Öntsük a fokhagymát, a tojássárgáját, a sót és a vizet a turmixgépbe; simára dolgozzuk. Lassú sugárban öntsd bele az olívaolajat, amíg az öntet emulgeálódik.

2. Adja hozzá a többi hozzávalót. Íz; fűszerezzük, ha szükséges.

Öntsük légmentesen záródó edénybe; szükség szerint használja.

Spagetti tészta fűszeres gombás szósszal,

hozzávalók:

200 gramm/6,3 uncia egy nagy adag búzából készült karcsú spagetti körül *

140 gramm megtisztított felvágott gomba 12-15 darab*

¼ csésze tejszín

3 csésze tej

2 evőkanál étolívaolaj és 2 teáskanál további olaj vagy cseppfolyósított margarin, hogy a közepén 1,5 evőkanál lisztet is tartalmazzon

½ csésze apróra vágott hagyma

¼-½ csésze ropogósra őrölt parmezán cheddar

Pár darab sötét bors

Só ízlés szerint

2 teáskanál szárított vagy új kakukkfű*

Csokor chiffonade új bazsalikom levél

Útvonal:

1. A tésztát még keményre főzzük, ahogy azt a köteg jelzi.

2. Amíg a tészta fő, el kell kezdenünk a szósz elkészítését.

3. Melegítse fel a 3 csésze tejet a mikrohullámú sütőben 3 percig vagy a főzőlapon, amíg pörkölt nem lesz.

4. Ezzel egyidejűleg egy tapadásmentes edényben 2 evőkanál olajat melegíts fel közepesen magas hőmérsékleten, és süsd meg a feldarabolt gombát. Körülbelül 2-ig főzzük

percek.

5. Kezdettől fogva a gombák kis vizet bocsátanak ki, majd hosszú távon elpárolognak és frissek lesznek.

6. Csökkentse a tüzet közepesre, tartalmazza a hagymát, és főzzük 1 percig.

7. Tegyen bele 2 teáskanál puhított kenetet, és szórjon bele egy kevés lisztet.

8. Keverje 20 másodpercig.

9. Folyamatosan keverje bele a meleg tejet, hogy sima mártást kapjon.

10. Amikor a szósz besűrűsödik, azaz pörkölt lesz, kapcsolja le a tüzet.

11. Jelenleg adjon hozzá ¼ csésze őrölt parmezán cheddart. Keverjük simára. 30 másodpercig.

12. Jelenleg a sót, a borsot és a kakukkfüvet adjuk hozzá.

13. Adjon próbát. Szükség esetén módosítsa az ízesítést.

14. Időközben a tésztának még kissé keménynek kell lennie.

15. Szűrje le a meleg vizet egy szűrőedényben. Tartsa nyitva a csapot, és öntsön hideg vizet, hogy leállítsa a főzést, vezesse le az összes vizet, és öntse fel a szósszal.

16. Ha nem eszik azonnal, ne keverje össze a tésztát a szószban. A tésztát tartsa külön, olajjal fedje le és rögzítse.

17. Melegen tálaljuk, még több parmezán cheddarral.

Méltányol!

Barna rizs és Shitake miso leves mogyoróhagymával

Adagok: 4

Főzési idő: 45 perc

Hozzávalók:

2 evőkanál szezámolaj

1 csésze vékonyra szeletelt shiitake gomba sapka

1 gerezd fokhagyma, felaprítva

1 (1½ hüvelyk) darab friss gyömbér meghámozva és szeletelve 1 csésze közepes szemű barna rizs

½ teáskanál só

1 evőkanál fehér miso

2 medvehagyma, vékonyra szeletelve

2 evőkanál finomra vágott friss korianderÚtvonal:

1. Melegítse fel az olajat közepesen magas lángon egy nagy lábasban.

2. Adjuk hozzá a gombát, a fokhagymát és a gyömbért, és pároljuk, amíg a gomba kezd meglágyulni körülbelül 5 percig.

3. Tegye bele a rizst, és keverje meg, hogy egyenletesen bevonja az olajat. Adjunk hozzá 2 csésze vizet és sót, és forraljuk fel.

4. Pároljuk 30-40 percen belül. Használjon egy kis levesleveset a miso lágyításához, majd keverje bele az edénybe, amíg jól el nem keveredik.

5. Keverje hozzá a mogyoróhagymát és a koriandert, majd tálalja.

Táplálkozási információ:Kalória 265 Összes zsír: 8 g Összes szénhidrát: 43 g Cukor: 2 g Rost: 3 g Fehérje: 5 g Nátrium: 456 mg

Grillezett óceáni pisztráng fokhagymával és petrezselyemmel

Adagok: 8

Főzési idő: 25 perc

Hozzávalók:

3 ½ font pisztrángfilé, lehetőleg óceáni pisztráng, kicsontozva, bőrrel

4 gerezd fokhagyma, vékonyra szeletelve

2 evőkanál kapribogyó, durvára vágva

½ csésze lapos levelű petrezselyemlevél, friss

1 piros chili, lehetőleg hosszú; vékonyra szeletelve 2 evőkanál citromlé, frissen facsart ½ csésze olívaolaj

Citromszeletek, tálalni

Útvonal:

1. Kenje meg a pisztrángot körülbelül 2 evőkanál olajjal; ügyeljen arra, hogy minden oldala szépen be legyen vonva. Melegítse elő grillét nagy lángon, lehetőleg zárt tetővel. Csökkentse a hőt közepesre; helyezze a bevont pisztrángot a grilltányérra, lehetőleg a bőr felőli oldalára. Pár percig főzzük,

amíg részben megpuhul, és aranybarnára sül. Óvatosan fordítsa meg a pisztrángot; főzzük készre, 12-15 percig, zárt tetővel. Tegye át a filét egy nagy méretű tálra.

2. Közben felforrósítjuk a maradék olajat; fokhagyma alacsony lángon egy kis méretű serpenyőben, amíg át nem melegszik; a fokhagyma elkezdi megváltoztatni a színét. Kivesszük, majd belekeverjük a kapribogyót, a citromlevet, a chilit.

Az elkészített öntettel meglocsoljuk a pisztrángot, majd megszórjuk a friss petrezselyemlevéllel. Azonnal tálaljuk friss citromkarikákkal, élvezzük.

Táplálkozási információ:kcal 170 Zsír: 30 g Rost: 2 g Fehérje: 37 g

Curry karfiol és csicseriborsó Hozzávalók:

1 gyömbér friss

2 gerezd fokhagyma

1 doboz csicseriborsó

1 Vöröshagyma

8 uncia karfiol Florets

1 teáskanál Garam Masala

2 evőkanál Arrowroot keményítő

1 citrom

1 csomag Cilantro Fresh

1/4 csésze vegán joghurt

4 pakolás

3 evőkanál kókuszreszelék

4 uncia bébispenót

1 evőkanál növényi olaj

1 teáskanál só és bors ízlés szerint

Útvonal:

1. Melegítse elő a tűzhelyet 205 °C-ra (400 °F). Vágj fel és apríts fel 1 teáskanál gyömbért. A fokhagymát felaprítjuk. Csatornázzuk le és mossuk meg a csicseriborsót. A vöröshagymát felcsíkozzuk és apróra vágjuk. A citromot kettévágjuk.

2. Kenjünk be egy fűtőlapot 1 evőkanál növényi olajjal. Egy hatalmas tálban összedolgozzuk a darált gyömbért, fokhagymát, a citrom nagy részének levét, a csicseriborsót, az apróra vágott lilahagymát, a karfiol virágokat, a garam masala-t, a nyílgyökér-keményítőt és a 1/2 teáskanál sót. Tedd át az előkészítő lapra, és tedd a brojlerbe, amíg a karfiol puha lesz, és helyenként megpirul, körülbelül 20-25 percig.

3. Vágja fel a koriander leveleit és a finom szárát. Egy kis tálban keverje össze a koriandert, a joghurtot, 1 evőkanál citromlevet és egy kis sót és borsot.

4. Fóliával vigye fel a burkolatokat, és tegye őket a tűzhelybe, hogy körülbelül 3-4 percig melegedjen.

5. Helyezzen egy kis tapadásmentes serpenyőt közepes lángon, és tegye bele a megsemmisült kókuszt. Piríts, az edényt rendszeresen rázva finomra főzve, körülbelül 2-3 percig.

6. A csecsemőspenótot és a főtt zöldségeket tegyük a meleg pakolások közé. Hatalmas tányérokra fektetjük a karfiol csicseriborsó pakolásokat, és meglocsoljuk a koriander szósszal. Szórjuk meg pirított kókuszreszelékkel

Hajdina tésztaleves adagok: 4

Főzési idő: 25 perc

Hozzávalók:

2 csésze Bok Choy, apróra vágva

3 evőkanál. Tamari

3 köteg hajdina tészta

2 csésze Edamame bab

7 oz. Shiitake gomba, apróra vágva

4 csésze Víz

1 tk. Gyömbér, reszelve

csipetnyi só

1 gerezd fokhagyma, reszelve

Útvonal:

1. Először egy közepes méretű fazékba, közepes lángon tegyünk vizet, gyömbért, szójaszószt és fokhagymát.

2. Forrald fel a gyömbér-szójaszósz keveréket, majd keverd hozzá az edamame-ot és a shiitake-t.

3. Folytassa a főzést további 7 percig, vagy amíg megpuhul.

4. Ezután főzzük meg a soba tésztát a csomagban található Útmutató szerint: főzzük főzésig. Jól megmossuk és lecsepegtetjük.

5. Most adjuk hozzá a bok choy-t a shiitake keverékhez, és főzzük további egy percig, vagy amíg a bok choy megfonnyad.

6. Végül osszuk el a soba tésztát a tálalótálak között, és öntsük rá a gombás keveréket.

Táplálkozási információ:Kalória: 234 kcal Fehérjék: 14,2 g Szénhidrát: 35,1 g Zsír: 4 g

Egyszerű lazacsaláta adagok: 1

Főzési idő: 0 perc

Hozzávalók:

1 csésze bio rukkola

1 doboz vadon fogott lazac

½ avokádó, szeletelve

1 evőkanál olívaolaj

1 teáskanál dijoni mustár

1 teáskanál tengeri só

Útvonal:

1. Kezdje azzal, hogy az olívaolajat, a dijoni mustárt és a tengeri sót egy keverőtálban keverje össze az öntethez. Félretesz, mellőz.

2. Összeállítjuk a salátát a rukkola alappal, a tetejére pedig a lazacot és a szeletelt avokádót.

3. Meglocsoljuk az öntettel.

Táplálkozási információ:Összes szénhidrát 7 g élelmi rost: 5 g fehérje: 48 g teljes zsír: 37 g kalória: 553

Zöldségleves adagok: 4

Főzési idő: 40 perc

Hozzávalók:

1 evőkanál. Kókuszolaj

2 csésze kelkáposzta apróra vágva

2 zellerszár, felkockázva

½ 15 oz. konzerv fehér bab, lecsepegtetve és leöblítve 1 hagyma, nagy és kockára vágva

¼ tk. Fekete bors

1 sárgarépa, közepes és kockára vágva

2 csésze karfiol, rózsákra vágva

1 tk. Kurkuma, őrölt

1 tk. Tengeri só

3 gerezd fokhagyma, darálva

6 csésze zöldségleves

Útvonal:

1. Kezdésként melegítsen olajat egy nagy edényben közepes-alacsony lángon.

2. Keverje hozzá a hagymát az edénybe, és párolja 5 percig, vagy amíg megpuhul.

3. Tegye a sárgarépát és a zellert az edénybe, és folytassa a főzést további 4 percig, vagy amíg a zöldségek megpuhulnak.

4. Most kanalazd a keverékhez a kurkumát, a fokhagymát és a gyömbért. Jól keverjük össze.

5. Főzzük a zöldségkeveréket 1 percig, vagy amíg illatos lesz.

6. Ezután öntsük fel a zöldséglevest sóval és borssal, és forraljuk fel a keveréket.

7. Ha forrni kezd, adjuk hozzá a karfiolt. Csökkentse a hőt, és párolja a zöldségkeveréket 13-15 percig, vagy amíg a karfiol megpuhul.

8. Végül adjuk hozzá a babot és a kelkáposztát – 2 percen belül főzzük meg.

9. Forrón tálaljuk.

Táplálkozási információ:Kalória 192 Kcal Fehérjék: 12,6 g Szénhidrát: 24,6 g Zsír: 6,4 g

Citromos fokhagymás garnélarák adagok: 4

Főzési idő: 15 perc

Hozzávalók:

1 és ¼ font garnélarák, főzve vagy párolva

3 evőkanál fokhagyma, darált

¼ csésze citromlé

2 evőkanál olívaolaj

¼ csésze petrezselyem

Útvonal:

1. Vegyünk egy kis serpenyőt és helyezzük közepes lángra, adjuk hozzá a fokhagymát és az olajat, és kevergetve főzzük 1 percig.

2. Hozzáadjuk a petrezselymet, a citromlevet, és ennek megfelelően sózzuk, borsozzuk.

3. Adjunk hozzá garnélarákot egy nagy tálba, és öntsük át a keveréket a serpenyőből a garnélarákra.

4. Hűtsük le és tálaljuk.

Táplálkozási információ:Kalória: 130 Zsír: 3 g Szénhidrát: 2 g Fehérje: 22 g

Blt Spring Rolls Hozzávalók:

új saláta, tépett darabok vagy felvágott

avokádó darabok, diszkrecionális

SZEZÁMÁS-SZÓJAMÁRTÓSZÓSZ

1/4 csésze szójaszósz

1/4 csésze hideg víz

1 evőkanál majonéz (elhagyható, ettől bársonyos lesz a mártás)

1 teáskanál új lime-lé

1 teáskanál szezámolaj

1 teáskanál sriracha szósz vagy bármilyen csípős szósz (ízlés szerint)Útvonal:

1. közepes paradicsom (kimagozott és 1/4" vastagra vágott) 2. darab bacon, főtt

3. új bazsalikom, menta vagy különböző fűszernövények

4. rizspapír

Szegy kéksajttal, adagok: 6

Főzési idő: 8 óra 10 perc

Hozzávalók:

1 csésze víz

1/2 evőkanál fokhagyma paszta

1/4 csésze szójaszósz

1 ½ font sózott marha szegy

1/3 teáskanál őrölt koriander

1/4 teáskanál szegfűszeg, őrölve

1 evőkanál olívaolaj

1 medvehagyma, apróra vágva

2 oz. kéksajt, morzsolva

Főző spray

Útvonal:

1. Helyezzen egy serpenyőt mérsékelt tűzre, és adjon hozzá olajat.

2. Dobd bele a medvehagymát, keverd meg és főzd 5 percig.

3. Keverjük hozzá a fokhagymapürét, és főzzük 1 percig.

4. Tegye át a lassú tűzhelybe, főzőspray-vel kikenve.

5. Helyezze a szegyet ugyanabba a serpenyőbe, és süsse mindkét oldalát aranybarnára.

6. Tegye át a marhahúst a lassú tűzhelybe a többi hozzávalóval együtt, kivéve a sajtot.

7. Tedd rá a fedőt, és főzd 8 órán át. alacsony lángon.

8. Díszítsük sajttal és tálaljuk.

Táplálkozási információ:Kalória 397, fehérje 23,5 g, zsír 31,4 g, szénhidrát 3,9 g, rost 0 g

Cold Soba Miso öntet hozzávalókkal:

6 oz hajdina Soba tészta

1/2 csésze megsemmisített sárgarépa

1 csésze megszilárdult héjas edamame, kiolvasztott 2 perzsa uborka, vágva

1 csésze feltört koriander

1/4 csésze szezámmag

2 evőkanál sötét szezámmag

Fehér Miso dressing (2 csésze)

2/3 csésze fehér miso ragasztó

2 közepes méretű citrom leve

4 evőkanál rizsecet

4 evőkanál további szűz olívaolaj

4 evőkanál kifacsart narancs

2 evőkanál új őrölt gyömbér

2 evőkanál juharszirup

Útvonal:

1. Főzze meg a soba tésztát a kötegelés útmutatásai szerint (ügyeljen arra, hogy ne süsse túl, különben ragacsos lesz és egyben marad). Csatornázd ki, és tedd egy hatalmas tálba 2. Tegyél bele megsemmisült sárgarépát, edamame-ot, uborkát, koriandert és szezámmagot

3. A kötszer felállításához erősítse meg az összes rögzítést egy turmixgépben. Keverjük simára

4. Öntsük a kívánt mennyiségű öntetet a tésztára (kb. másfél csészét használtunk fel)

Sült bivaly karfiol darabok Adagok: 2

Főzési idő: 35 perc

Hozzávalók:

¼ csésze víz

¼ csésze banánliszt

Egy csipet só és bors

1 db közepes karfiol, falatnyi darabokra vágva ½ csésze csípős szósz

2 evőkanál vaj, olvasztott

Kéksajt vagy ranch öntet (opcionális)

Útvonal:

1. Melegítse elő a sütőt 425°F-ra. Közben egy tepsit kibélelünk alufóliával.

2. Egy nagy keverőtálban keverje össze a vizet, a lisztet, valamint egy csipet sót és borsot.

3. Jól keverje össze, amíg teljesen össze nem áll.

4. Adjuk hozzá a karfiolt; feldobjuk, hogy alaposan bevonjuk.

5. Öntse át a keveréket a tepsibe. 15 percig sütjük, egyszer megfordítva.

6. Sütés közben egy kis tálban keverjük össze a forró szószt és a vajat.

7. A mártást a sült karfiolra öntjük.

8. A megsült karfiolt visszatesszük a sütőbe, és tovább sütjük 20 percig

percek.

9. Azonnal tálaljuk, ha kívánja, az oldalát ranch öntettel.

Táplálkozási információ:Kalória: 168 kalória Zsír: 5,6 g Fehérje: 8,4 g szénhidrát: 23,8 g Rost: 2,8 g

Fokhagymás csirke bazsalikommal és paradicsommal Adagok: 4

Főzési idő: 30 perc

Hozzávalók:

½ közepes sárga hagyma

2 evőkanál olívaolaj

3 gerezd darált fokhagyma

1 csésze bazsalikom (lazán vágva)

1,5 kg kicsontozott csirkemell

14,5 uncia olasz apróra vágott paradicsom

Só bors

4 közepes cukkini (spiralizált tésztává) 1 evőkanál törött pirospaprika

2 evőkanál olívaolaj

Útvonal:

1. A csirkedarabokat egy serpenyőben dörzsölje be a gyors főzés érdekében. Sóval, borssal és olajjal megszórjuk a csirkedarabokat, és a csirke mindkét oldalát egyformán bepácoljuk.

2. A csirkedarabokat egy nagy serpenyőben 2-3 percig sütjük mindkét oldalukon.

3. Ugyanabban a serpenyőben pirítsd meg a hagymát, amíg meg nem pirul. Adjuk hozzá a paradicsomot, a bazsalikomleveleket és a fokhagymát.

4. Pároljuk 3 percig, majd a serpenyőben adjunk hozzá minden fűszert és csirkét.

5. Tálaljuk a tányéron, szaftos zoodlákkal együtt.

Táplálkozási információ:Kalória 44 Szénhidrát: 7 g Zsír: 0 g Fehérje: 2 g

Krémes kurkuma karfiolleves adagok: 4

Főzési idő: 15 perc

Hozzávalók:

2 evőkanál extra szűz olívaolaj

1 póréhagyma, csak fehér része, vékonyra szeletelve

3 csésze karfiol rózsa

1 gerezd fokhagyma, meghámozva

1 (1¼ hüvelyk) darab friss gyömbér, hámozott és szeletelt 1½ teáskanál kurkuma

½ teáskanál só

¼ teáskanál frissen őrölt fekete bors

¼ teáskanál őrölt kömény

3 csésze zöldségleves

1 csésze zsíros: kókusztej

¼ csésze finomra vágott friss koriander

Útvonal:

1. Melegítse fel az olajat nagy lángon egy nagy fazékban.

2. A póréhagymát 3-4 percen belül megpirítjuk.

3. Tedd bele a karfiolt, a fokhagymát, a gyömbért, a kurkumát, a sót, a borsot és a köményt, és párold 1-2 percig.

4. Feltesszük a húslevest, és felforraljuk.

5. Pároljuk 5 percen belül.

6. A levest botmixerrel simára pürésítjük.

7. Keverje hozzá a kókusztejet és a koriandert, melegítse át, és tálalja.

Táplálkozási információ:Kalória 264 Összes zsír: 23 g Összes szénhidrát: 12 g Cukor: 5 g Rost: 4 g Fehérje: 7 g Nátrium: 900 mg

Gomba, kelkáposzta és édesburgonyás barnarizs

Adagok: 4

Főzési idő: 50 perc

Hozzávalók:

¼ csésze extra szűz olívaolaj

4 csésze durvára vágott kelkáposztalevél

2 póréhagyma, csak fehér részek, vékonyra szeletelve

1 csésze szeletelt gomba

2 gerezd fokhagyma, darálva

2 csésze hámozott édesburgonya ½ hüvelykes kockákra vágva 1 csésze barna rizs

2 csésze zöldségleves

1 teáskanál só

¼ teáskanál frissen őrölt fekete bors

¼ csésze frissen facsart citromlé

2 evőkanál finomra vágott friss lapos petrezselyem<u>Útvonal:</u>

1. Erős lángon hevítsük fel az olajat.

2. Hozzáadjuk a kelkáposztát, a póréhagymát, a gombát és a fokhagymát, és körülbelül 5 perc alatt puhára pároljuk.

3. Adjuk hozzá az édesburgonyát és a rizst, és pirítsuk körülbelül 3 percig.

4. Adjuk hozzá a húslevest, sózzuk, borsozzuk és forraljuk fel. Pároljuk 30-40 fokon

percek.

5. Keverje hozzá a citromlevet és a petrezselymet, majd tálalja.

<u>Táplálkozási információ:</u>Kalória 425 Zsír: 15 g Összes szénhidrát: 65 g Cukor: 6 g Rost: 6 g Fehérje: 11 g Nátrium: 1045 mg

Sült tilápia recept pekándiós rozmaringos feltéttel

Adagok: 4

Főzési idő: 20 perc

Hozzávalók:

4 tilápia filé (egyenként 4 uncia)

½ teáskanál barna cukor vagy kókuszpálma cukor 2 teáskanál friss rozmaring apróra vágva

1/3 csésze nyers pekándió, apróra vágva

Egy csipet cayenne bors

1 ½ teáskanál olívaolaj

1 nagy tojásfehérje

1/8 teáskanál só

1/3 csésze panko zsemlemorzsa, lehetőleg teljes kiőrlésűÚtvonal:

1. Melegítse elő a sütőt 350 F-ra.

2. A pekándiót zsemlemorzsával, kókuszpálmacukorral, rozmaringgal, cayenne borssal és sóval keverjük össze egy kisebb tepsiben. Adjuk hozzá az olívaolajat; dobás.

3. Süssük 7-8 percen belül, amíg a keverék világos aranybarna nem lesz.

4. Állítsa a hőt 400 F-ra, és vonjon be egy nagyméretű üveg sütőedényt főzőspray-vel.

5. A tojásfehérjét a lapos edényben felverjük. Munka tételekben; mártsuk a halat (egyszerre egy tilápiát) a tojásfehérjébe, majd enyhén bevonjuk a pekándió keverékbe. A bevont filéket a tepsibe tesszük.

6. Nyomd rá a maradék pekándió keveréket a tilápia filére.

7. 8-10 percen belül megsütjük. Azonnal tálaljuk és élvezzük.

Táplálkozási információ:kcal 222 Zsír: 10 g Rost: 2 g Fehérje: 27 g

Feketebabos tortilla csomagolású adagok: 2

Főzési idő: 0 perc

Hozzávalók:

¼ csésze kukorica

1 marék friss bazsalikom

½ csésze rukkola

1 evőkanál tápláló élesztő

¼ csésze konzerv feketebab

1 őszibarack, szeletelve

1 teáskanál lime lé

2 gluténmentes tortilla

Útvonal:

1. Osszuk el a babot, a kukoricát, a rukkolát és az őszibarackot a két tortillára.

2. Minden tortilla tetejére tegye fel a friss bazsalikom és a lime levétTáplálkozási információ:Összes szénhidrát 44 g élelmi rost: 7 g fehérje: 8 g teljes zsír: 1 g kalória: 203

Fehér bab csirke téli zöld zöldségekkel

Adagok: 8

Főzési idő: 45 perc

Hozzávalók:

4 gerezd fokhagyma

1 evőkanál olívaolaj

3 közepes paszternák

1 kg Kis kockák csirke

1 teáskanál köménypor

2 szivárgás és 1 zöld rész

2 sárgarépa (kockákra vágva)

1 ¼ fehér bab (egy éjszakán át áztatva)

½ teáskanál szárított oregánó

2 teáskanál kóser só

Koriander levelek

1 1/2 evőkanál őrölt ancho chili

Útvonal:

1. Főzzük a fokhagymát, a póréhagymát, a csirkét és az olívaolajat egy nagy lábosban, közepes lángon 5 percig.

2. Most adjuk hozzá a sárgarépát és a paszternákot, majd 2 perc keverés után adjuk hozzá az összes fűszer hozzávalót.

3. Addig keverjük, amíg el nem kezd jönni belőle az illat.

4. Most adjunk hozzá babot és 5 csésze vizet az edénybe.

5. Forraljuk fel, és csökkentsük a lángot.

6. Hagyja majdnem 30 percig párolni, és díszítse petrezselyemmel és koriander levelekkel.

Táplálkozási információ:Kalória 263 Szénhidrát: 24 g Zsír: 7 g Fehérje: 26 g

Gyógynövényes sült lazac adagok: 2

Főzési idő: 15 perc

Hozzávalók:

10 oz. Lazac filé

1 tk. Olivaolaj

1 tk. édesem

1 tk. Tárkony, friss

1/8 tk. Só

2 tk. Dijoni mustár

¼ tk. Kakukkfű, szárítva

¼ tk. Oregánó, szárítva

Útvonal:

1. Melegítse elő a sütőt 425 ° F-ra.

2. Ezt követően az összes hozzávalót a lazac kivételével egy közepes méretű tálban összedolgozzuk.

3. Most kanalazd egyenletesen a lazacra ezt a keveréket.

4. Ezután tegyük a lazacot bőrös felével lefelé a sütőpapírral bélelt tepsire.

5. Végül süssük 8 percig, vagy amíg a hal pelyhesedik.

Táplálkozási információ:Kalória: 239 Kcal Fehérjék: 31 g Szénhidrát: 3 g Zsír: 11 g

Görög joghurtos csirke saláta

Hozzávalók:

Apróra vágott csirke

Zöld alma

lilahagyma

Zeller

Szárított áfonya

Útvonal:

1. Görög joghurtos csirke adag zöldségkeverékkel egy rendkívüli vacsorakészítő ebéd gondolat. Elhelyezheti egy kézműves lökdösődésben, és csak azt fogyaszthatja, vagy bepakolhatja egy szuper előkészítő rekeszbe, ahol több zöldség, chips stb. Íme néhány kiszolgálási javaslat.

2. Egy kis pirítósra

3. Tortillában salátával

4. Chipsszel vagy sóval

5. Egy kis jégsalátában (alacsony szénhidráttartalmú választás!)

Tört csicseriborsó saláta

Hozzávalók:

1 avokádó

1/2 ropogós citrom

1 konzerv kimerült csicseriborsó (19 oz)

1/4 csésze apróra vágott vöröshagyma

2 csésze szőlő paradicsom vágva

2 csésze kockára vágott uborka

1/2 csésze ropogós petrezselyem

3/4 csésze kockára vágott zöldpaprika

Öltözködés

1/4 csésze olívaolaj

2 evőkanál vörösbor ecet

1/2 teáskanál kömény

só, bors

Útvonal:

1. Vágja az avokádót 3D-s négyzetekre, és helyezze be a tálba. Nyomd rá 1/2 citrom levét az avokádóra, és finoman keverd össze, hogy megszilárduljon.

2. Tegye bele a vegyes zöldség-összetevők fennmaradó adagját, és finoman dobja össze.

3. Tálalás előtt egy órával mindenképpen hűtsük le.

Valencia saláta adagok: 10

Főzési idő: 0 perc

Hozzávalók:

1 tk. Kalamata olívabogyó olajban, kimagozva, enyhén lecsepegtetve, félbevágva, zsugorított

1 fej, kis római saláta, leöblítve, centrifugálva, falatnyi darabokra szeletelve

½ darab, kis medvehagyma, juliened

1 tk. dijoni mustár

½ kis satsuma vagy mandarin, csak pép

1 tk. fehér borecet

1 tk. extra szűz olívaolaj

1 csipet friss kakukkfű, darálva

Csipet tengeri só

Csipet fekete bors, ízlés szerint

Útvonal:

1. Keverje össze az ecetet, olajat, friss kakukkfüvet, sót, mustárt, fekete borsot és mézet, ha használ. Keverjük jól, amíg az öntet kissé emulgeál.

2. A többi saláta hozzávalót összekeverjük egy salátástálban.

3. Tálaláskor öntettel öntjük a tetejére. Azonnal tálaljuk 1 szelettel, ha cukormentes kovászos kenyér vagy sós.

Táplálkozási információ:Kalória 238 Szénhidrát: 23 g Zsír: 15 g Fehérje: 8 g

„Egyél meg zöldeket" levesadagok: 4

Főzési idő: 20 perc

Hozzávalók:

¼ csésze extra szűz olívaolaj

2 póréhagyma, csak fehér részek, vékonyra szeletelve

1 édesköményhagyma, vágva és vékonyra szeletelve

1 gerezd fokhagyma, meghámozva

1 csokor svájci mángold durvára vágva

4 csésze durvára vágott kelkáposzta

4 csésze durvára vágott mustárzöld

3 csésze zöldségleves

2 evőkanál almaecet

1 teáskanál só

¼ teáskanál frissen őrölt fekete bors

¼ csésze apróra vágott kesudió (opcionális)

Útvonal:

1. Melegítse fel az olajat nagy lángon egy nagy fazékban.

2. Adjuk hozzá a póréhagymát, az édesköményt és a fokhagymát, és pároljuk, amíg megpuhul, körülbelül 5 percig.

3. Adjuk hozzá a mángoldot, a kelkáposztát és a mustárzöldet, és pároljuk, amíg a zöldek megfonnyadnak, 2-3 percig.

4. Tedd fel a húslevest és forrald fel.

5. Pároljuk 5 percen belül.

6. Keverje hozzá az ecetet, sót, borsot és a kesudiót (ha használ).

7. A levest botmixerrel simára pürésítjük, és tálaljuk.

Táplálkozási információ:Kalória 238 Összes zsír: 14 g Összes szénhidrát: 22 g

Cukor: 4 g Rost: 6 g Fehérje: 9 g Nátrium: 1294 mg

Miso lazac és zöldbab adagok: 4

Főzési idő: 25 perc

Hozzávalók:

1 evőkanál szezámolaj

1 kilós zöldbab, vágva

1 kilós bőrös lazacfilé, 4 steakre vágva ¼ csésze fehér miso

2 teáskanál gluténmentes tamari vagy szójaszósz 2 mogyoróhagyma, vékonyra szeletelve

Útvonal:

1. Melegítse elő a sütőt 400°F-ra. A tepsit kikenjük olajjal.

2. A zöldbab tetejére tesszük a zöldbabot, majd a lazacot, és minden darabot megkenünk a misóval.

3. 20-25 percen belül megsütjük.

4. Meglocsoljuk a tamarival, megszórjuk a mogyoróhagymával, és tálaljuk.

Táplálkozási információ:Kalória 213 Összes zsír: 7 g Összes szénhidrát: 13 g Cukor: 3 g Rost: 5 g Fehérje: 27 g Nátrium: 989 mg

Póréhagyma, csirke és spenótleves adagok: 4

Főzési idő: 15 perc

Hozzávalók:

3 evőkanál sótlan vaj

2 póréhagyma, csak fehér részek, vékonyra szeletelve

4 csésze bébispenót

4 csésze csirkehúsleves

1 teáskanál só

¼ teáskanál frissen őrölt fekete bors

2 csésze aprított rotisserie csirke

1 evőkanál vékonyra szeletelt friss metélőhagyma

2 teáskanál reszelt vagy darált citromhéj

Útvonal:

1. Oldjuk fel a vajat nagy lángon egy nagy fazékban.

2. Hozzáadjuk a póréhagymát, és addig pároljuk, amíg megpuhul és barnulni kezd. 3

5 percig.

3. Adjuk hozzá a spenótot, a húslevest, sózzuk, borsozzuk és forraljuk fel.

4. Pároljuk 1-2 percen belül.

5. Tegye bele a csirkét, és 1-2 percen belül süsse meg.

6. Megszórjuk a metélőhagymával és a citromhéjjal, és tálaljuk.

Táplálkozási információ:Kalória 256 Összes zsír: 12 g Összes szénhidrát: 9 g

Cukor: 3 g Rost: 2 g Fehérje: 27 g Nátrium: 1483 mg

Dark Choco Bombs adagok: 24

Főzési idő: 5 perc

Hozzávalók:

1 csésze nehéz tejszín

1 csésze krémsajt puhára

1 teáskanál vanília esszencia

1/2 csésze étcsokoládé

2 oz. Stevia

Útvonal:

1. Egy tálban olvasszuk fel a csokoládét mikrohullámú sütőben melegítve.

2. A többi hozzávalót turmixgépben habosra keverjük, majd hozzákeverjük a csokoládét.

3. Keverjük jól össze, majd osszuk el a masszát egy muffinpohárral bélelt muffin tepsibe.

4. Hűtőbe tesszük 3 órára.

5. Tálaljuk.

Táplálkozási információ:Kalória 97 zsír 5 g, szénhidrát 1 g, fehérje 1 g, rost 0 g

Olasz töltött paprika adagok: 6

Főzési idő: 40 perc

Hozzávalók:

1 teáskanál fokhagyma por

1/2 csésze mozzarella, felaprítva

1 font sovány darált hús

1/2 csésze parmezán sajt

3 kaliforniai paprika hosszában félbevágva, szárát, magját és bordáját eltávolítva

1 (10 oz.) csomag fagyasztott spenót

2 csésze marinara szósz

1/2 teáskanál só

1 teáskanál olasz fűszer

Útvonal:

1. Egy fóliával bélelt tepsit vonjunk be tapadásmentes spray-vel. Helyezze a paprikát a tepsire.

2. Tegye a pulykát egy tapadásmentes serpenyőbe, és közepes lángon főzze, amíg már nem rózsaszínű.

3. Amikor már majdnem megfőtt, adjunk hozzá 2 csésze marinara szószt és fűszereket – főzzük körülbelül 8-10 percig.

4. Adjunk hozzá spenótot és 1/2 csésze parmezán sajtot. Jól összekeverjük.

5. Adjon fél csésze húskeveréket mindegyik paprikához, és ossza el a sajtot az összes között – Melegítse elő a sütőt 450 F-ra.

6. Süssük a paprikát körülbelül 25-30 percig. Lehűtjük és tálaljuk.

Táplálkozási információ:150 kalória 2 g zsír 11 g összes szénhidrát 20 g fehérje

Füstölt pisztráng saláta adagokba csomagolva:

4

Főzési idő: 45 perc

Hozzávalók:

¼ csésze sóban sült burgonya

1 csésze szőlő paradicsom

½ csésze bazsalikomlevél

16 kis és közepes méretű salátalevél

1/3 csésze ázsiai édes chili

2 sárgarépa

1/3 csésze mogyoróhagyma (vékonyra szeletelve)

¼ csésze vékony szelet Jalapenos

1 evőkanál cukor

2-4,5 uncia bőr nélküli füstölt pisztráng

2 evőkanál friss lime lé

1 uborka

Útvonal:

1. Vágja fel a sárgarépát és az uborkát vékony csíkokra.

2. Pácold be ezeket a zöldségeket 20 percig cukorral, halszósszal, lime levével, medvehagymával és jalapenóval.

3. Adjon hozzá pisztrángdarabokat és más fűszernövényeket ehhez a zöldségkeverékhez, és turmixolja össze.

4. Szűrje le a vizet a zöldség- és pisztráng keverékből, majd ismét keverje össze.

5. Helyezzen salátaleveleket egy tányérra, és tegyen rájuk pisztrángsalátát.

6. Díszítse ezt a salátát mogyoróval és chili szósszal.

Táplálkozási információ:Kalória 180 szénhidrát: 0 g zsír: 12 g fehérje: 18 g

Sárga tojássaláta hozzávalói:

12 hatalmas tojás

1/4 csésze apróra vágott zöldhagyma

1/2 csésze apróra vágott zeller

1/2 csésze apróra vágott piros paprika

2 evőkanál dijoni mustár

1/3 csésze majonéz

1 evőkanál gyümölcslé, fehérbor vagy sherry ecet 1/4 teáskanál Tabasco
vagy más csípős szósz (nagyon ízlés szerint) 1/2 teáskanál paprika (nagyon
ízlés szerint) 1/2 teáskanál sötét bors (nagyon ízlés szerint) 1/4 teáskanál só
(ízlés szerint több)

Útvonal:

1. Melegítse fel keményen a tojásokat: A legegyszerűbb módja annak, hogy
kemény buborékos tojásokat készítsenek, amelyeket csak nehezen lehet
felhúzni, ha megpároljuk őket.

Töltsön meg egy serpenyőt 1 hüvelyk vízzel, és adjon hozzá egy gőzölőt. (Ha
esetleg nincs pároló perselyed, az rendben van.) 2. Melegítse fel a vizet
forráspontig, finoman tegye a tojásokat a párolóedénybe vagy egyenesen a

serpenyőbe. Terítse ki az edényt. Állítsa be az órát 15 percre. Kiürítjük a tojásokat, és hideg vírusvízbe tesszük lehűlni.

3. Előkészítjük a tojásokat és a zöldségeket: A tojásokat durvára vágjuk, és egy hatalmas tálba tesszük. Tegye bele a zöldhagymát, a zellert és a pirospaprikát.

4. Készítse el a tányért vegyes zöldekből: Egy kis tálban keverje össze a majonézt, a mustárt, az ecetet és a Tabascót. A majonézes öntetet óvatosan keverjük a tálba a tojásokkal és a zöldségekkel. Hozzáadjuk a paprikát, sózzuk és sötét borsot. Cserélje ki a fűszereket ízlés szerint.

Szezám-tamari sült csirke zöldbabbal

Adagok: 4

Főzési idő: 45 perc

Hozzávalók:

1 kilós zöldbab, vágva

4 csontos, bőrös csirkemell

2 evőkanál méz

1 evőkanál szezámolaj

1 evőkanál gluténmentes tamari vagy szójaszósz 1 csésze csirke- vagy zöldségleves

Útvonal:

1. Melegítse elő a sütőt 400°F-ra.

2. Rendezzük el a zöldbabot egy nagy peremes tepsiben.

3. Tegye a csirkét bőrével felfelé a bab tetejére.

4. Meglocsoljuk a mézzel, az olajjal és a tamarival. Adjuk hozzá a húslevest.

5. 35-40 percen belül megsütjük. Kivesszük, 5 percig pihentetjük és tálaljuk.

Táplálkozási információ:Kalória 378 Összes zsír: 10 g Összes szénhidrát: 19 g

Cukor: 10 g Rost: 4 g Fehérje: 54 g Nátrium: 336 mg

Gyömbéres csirkepörkölt adagok: 6

Főzési idő: 20 perc

Hozzávalók:

¼ csésze csirkecomb filé, kockára vágva

¼ csésze főtt tojásos tészta

1 éretlen papaya, meghámozva, felkockázva

1 csésze csirkehúsleves, alacsony nátrium- és zsírszegény

1 medalion gyömbér, meghámozva, összetörve

csipetnyi hagymapor

csipetnyi fokhagymapor, ha szükséges, adjunk hozzá még

1 csésze víz

1 tk. hal szósz

csipetnyi fehér bors

1 darabos, kis madárszem chili, darálva

Útvonal:

1. Tegye az összes rögzítést egy nagy holland sütőbe, magas lángon.

Forraljuk fel.

Csökkentse a hőt a legalacsonyabb fokozatra. Tedd rá a fedőt.

2. Hagyja a pörköltet főni 20 percig, vagy amíg a papaya villára puhává válik.

Kapcsolja ki a hőt. Fogyaszd úgy, ahogy van, vagy ½ csésze főtt rizzsel.

Melegen tálaljuk.

Táplálkozási információ:Kalória 273 Szénhidrát: 15 g Zsír: 9 g Fehérje: 33 g

Krémes Garbano saláta Hozzávalók:

Tányér vegyes zöldek

2 db 14 oz-os üveg Csicseriborsó

3/4 csésze sárgarépa kis shakerek

3/4 csésze Zeller kis shakerek

3/4 csésze Bell Pepper Kis shakerek

1 Scallion feltörve

1/4 csésze vöröshagyma kis shakerek

1/2 nagy avokádó

6 oz sima tofu

1 evőkanál almaecet

1 evőkanál citromlé

1 evőkanál dijoni mustár

1 evőkanál édes finomság

1/4 tk füstölt paprika

1/4 teáskanál zellermag

1/4 teáskanál fekete bors

1/4 teáskanál mustárpor

Óceán só ízlés szerint

Sandwich Fix'ns

Termesztett teljes kiőrlésű kenyér

Vágja fel a roma paradicsomot

Spread Saláta

Útvonal:

1. Készüljön fel, vágja fel a sárgarépát, a zellert, a csipkepaprikát, a lilahagymát és a mogyoróhagymát, és tegye egy kis turmixtálba. Tedd biztonságos helyre.

2. Egy kis turmixgép vagy tápfeldolgozó segítségével keverje simára az avokádót, a tofut, az almaléecetet, a citromlevet és a mustárt.

3. Szűrje le és mossa meg a garbanzokat, és helyezze egy közepes keverőtálba. Burgonyanyomóval vagy villával addig nyomkodjuk a babot, amíg a legtöbb el nem válik, és elkezdi szedni a haltányér kevert zöldjét. Nem kell, hogy sima legyen, bármennyire is kész és vaskos. Ízesítsük a babot sóval és borssal.

4. Hozzáadjuk a felvágott zöldségeket, az avokádó-tofu krémet és a többi ízt, és ízesítjük és jól turmixoljuk. Kóstolja meg és változtassa meg a hajlamának megfelelően.

Sárgarépa tészta gyömbéres lime földimogyoró szósszal

Hozzávalók:

A sárgarépa tésztához:

5 hatalmas sárgarépa, felcsíkozva és karcsú csíkokra vágva, 1/3 csésze (50 g) főtt kesudió

2 evőkanál új koriander, finomra vágva

A gyömbéres-mogyoró szószhoz:

2 evőkanál gazdag diós kenhető

4 evőkanál közönséges kókusztej

Csavarj bele cayenne borsot

2 hatalmas gerezd fokhagyma, finomra vágva

1 evőkanál új gyömbér csíkozva és őrölve 1 evőkanál lime leve

Só ízlés szerint

Útvonal:

1. A szósz összes hozzávalóját összegyúrjuk egy kis tálkában, és simára és dúsra keverjük, majd biztonságos helyre tesszük, amíg a sárgarépát julienne/spiralizálja.

2. Egy hatalmas tálban gyengéden dobja össze a sárgarépát és a szószt, amíg egyformán el nem fedi. A tetejére sült kesudiót (vagy földimogyorót) és frissen feltört koriandert teszünk.

Sült zöldségek édes burgonyával és fehér babbal

Adagok: 4

Főzési idő: 25 perc

Hozzávalók:

2 kis édesburgonya, felkockázva

½ vöröshagyma, ¼ hüvelykes kockákra vágva

1 közepes sárgarépa, meghámozva és vékonyra szeletelve

4 uncia zöldbab, vágva

¼ csésze extra szűz olívaolaj

1 teáskanál só

¼ teáskanál frissen őrölt fekete bors

1 (15½ uncia) doboz fehér bab lecsepegtetve és leöblítve 1 evőkanál darált vagy reszelt citromhéj

1 evőkanál apróra vágott friss kapor

Útvonal:

1. Melegítse elő a sütőt 400°F-ra.

2. Keverje össze az édesburgonyát, a hagymát, a sárgarépát, a zöldbabot, az olajat, a sót és a borsot egy nagy peremes tepsiben, és jól keverje össze. Egy rétegben elrendezzük.

3. Süssük addig, amíg a zöldségek megpuhulnak, 20-25 percig.

4. Hozzáadjuk a fehér babot, a citromhéjat és a kaprot, jól összekeverjük és tálaljuk.

Táplálkozási információ:Kalória 315 Összes zsír: 13 g Összes szénhidrát: 42 g Cukor: 5 g Rost: 13 g Fehérje: 10 g Nátrium: 632 mg

Kelkáposzta saláta adagok: 1

Főzési idő: 0 perc

Hozzávalók:

1 csésze friss kelkáposzta

½ csésze áfonya

½ csésze kimagozott cseresznye félbevágva

¼ csésze szárított áfonya

1 evőkanál szezámmag

2 evőkanál olívaolaj

1 citrom leve

Útvonal:

1. Keverjük össze az olívaolajat és a citromlevet, majd dobjuk az öntetbe a kelkáposztát.

2. Tegye a kelkáposzta leveleit egy salátástálba, és tegye rá a friss áfonyát, cseresznyét és áfonyát.

3. A tetejére szórjuk a szezámmagot.

Táplálkozási információ:Összes szénhidrát 48 g élelmi rost: 7 g fehérje: 6 g teljes zsír: 33 g kalória: 477

Kókuszos és mogyorós hűtött pohár adagok: 1

Főzési idő: 0 perc

Hozzávalók:

½ csésze kókuszos mandulatej

¼ csésze mogyoró, apróra vágva

1 és ½ csésze víz

1 csomag stevia

Útvonal:

1. Adja hozzá a felsorolt összetevőket a turmixgéphez

2. turmixoljuk, amíg sima és krémes állagot nem kapunk. 3. Tálaljuk lehűtve és élvezzük!

Táplálkozási információ:Kalória: 457 Zsír: 46 g Szénhidrát: 12 g Fehérje: 7 g

Hűvös garbanzo- és spenótbab adagok: 4

Főzési idő: 0 perc

Hozzávalók:

1 evőkanál olívaolaj

½ hagyma, kockára vágva

10 uncia spenót, apróra vágva

12 uncia garbanzo bab

½ teáskanál kömény

Útvonal:

1. Vegyünk egy serpenyőt és adjunk hozzá olívaolajat, hagyjuk felmelegedni közepes-alacsony lángon 2. Adjuk hozzá a hagymát, a garbanzót és főzzük 5 percig 3. Keverjük hozzá a spenótot, a köményt, a garbanzobabot, és ízesítsük sóval 4. Egy kanál segítségével törjük össze. gyengéden

5. Főzzük alaposan, amíg fel nem melegszik, élvezzük!

Táplálkozási információ:Kalória: 90 Zsír: 4 g Szénhidrát: 11 g Fehérje: 4 g

Taro levelek kókuszszószban, adagok: 5

Főzési idő: 20 perc

Hozzávalók:

4 csésze szárított taro levél

2 doboz kókuszkrém, osztva

¼ csésze darált sertéshús, 90% sovány

1 tk. garnéla paszta

1 madárszem chili, darálva

Útvonal:

1. 1 doboz kókuszkrém kivételével az összes hozzávalót közepes fokozatra állított edénybe helyezzük. Biztonságos fedél. Zavartalanul főzzük 3-3 és fél órán keresztül.

2. A tűz lekapcsolása előtt öntsük rá a maradék kókuszkrémes dobozt. Keverjük össze és tálaljuk.

Táplálkozási információ:Kalória 264 Szénhidrát: 8 g Zsír: 24 g Fehérje: 4 g

Pörkölt tofu és zöldek adagok: 4

Főzési idő: 20 perc

Hozzávalók:

3 csésze bébispenót vagy kelkáposzta

1 evőkanál szezámolaj

1 evőkanál gyömbér, darálva

1 gerezd fokhagyma, felaprítva

1 kilós kemény tofu, 1 hüvelykes kockákra vágva

1 evőkanál gluténmentes tamari vagy szójaszósz ¼ teáskanál pirospaprika pehely (elhagyható)

1 teáskanál rizsecet

2 medvehagyma, vékonyra szeletelve

Útvonal:

1. Melegítse elő a sütőt 400°F-ra.

2. Keverje össze a spenótot, az olajat, a gyömbért és a fokhagymát egy nagy peremes tepsiben.

3. Süssük, amíg a spenót megfonnyad, 3-5 percig.

4. Adjuk hozzá a tofut, a tamari-t és a pirospaprika pehelyet (ha használunk), és jól keverjük össze.

5. Süssük addig, amíg a tofu barnulni nem kezd, 10-15 percig.

6. Felöntjük ecettel és mogyoróhagymával, és tálaljuk.

Táplálkozási információ:Kalória 121 Összes zsír: 8 g Összes szénhidrát: 4 g

Cukor: 1 g Rost: 2 g Fehérje: 10 g Nátrium: 258 mg

Fűszerezett brokkoli, karfiol és tofu lilahagymával

Adagok: 2

Főzési idő: 25 perc

Hozzávalók:

2 csésze brokkoli rózsa

2 csésze karfiol rózsa

1 közepes vöröshagyma, felkockázva

3 evőkanál extra szűz olívaolaj

1 teáskanál só

¼ teáskanál frissen őrölt fekete bors

1 kilós kemény tofu, 1 hüvelykes kockákra vágva

1 gerezd fokhagyma, felaprítva

1 (¼ hüvelyk) darab friss gyömbér, darálva

Útvonal:

1. Melegítse elő a sütőt 400°F-ra.

2. Keverje össze a brokkolit, a karfiolt, a hagymát, az olajat, a sót és a borsot egy nagy peremes tepsiben, és jól keverje össze.

3. Süssük addig, amíg a zöldségek megpuhulnak, 10-15 percig.

4. Adjuk hozzá a tofut, a fokhagymát és a gyömbért. 10 percen belül megsütjük.

5. Óvatosan keverje össze a hozzávalókat a tepsiben, hogy a tofut a zöldségekkel egyesítse, és tálalja.

Táplálkozási információ:Kalória 210 Összes zsír: 15 g Összes szénhidrát: 11 g Cukor: 4 g Rost: 4 g Fehérje: 12 g Nátrium: 626 mg

Bab- és lazacserpenyős adagok: 4

Főzési idő: 25 perc

Hozzávalók:

1 csésze konzerv feketebab, lecsepegtetve és leöblítve 4 gerezd fokhagyma, darálva

1 db sárgahagyma apróra vágva

2 evőkanál olívaolaj

4 lazac filé, csont nélkül

½ teáskanál koriander, őrölt

1 teáskanál kurkuma por

2 paradicsom, felkockázva

½ csésze csirke alaplé

Egy csipet só és fekete bors

½ teáskanál köménymag

1 evőkanál metélőhagyma, apróra vágva

Útvonal:

1. Melegíts fel egy serpenyőt az olajjal közepes lángon, add hozzá a hagymát és a fokhagymát, és pirítsd 5 percig.

2. Adja hozzá a halat, és süsse mindkét oldalát 2 percig.

3. Hozzáadjuk a babot és a többi hozzávalót, óvatosan összeforgatjuk, és még 10 percig főzzük.

4. Osszuk el a keveréket a tányérok között, és azonnal tálaljuk ebédre.

Táplálkozási információ:kalória 219, zsír 8, rost 8, szénhidrát 12, fehérje 8

Sárgarépaleves adagok: 4

Főzési idő: 40 perc

Hozzávalók:

1 csésze Butternut Squash, apróra vágva

1 evőkanál. Olivaolaj

1 evőkanál. Kurkuma por

14 ½ oz. Kókusztej, könnyű

3 csésze sárgarépa, apróra vágva

1 póréhagyma, leöblítve és felszeletelve

1 evőkanál. Gyömbér, reszelve

3 csésze zöldségleves

1 csésze édeskömény, apróra vágva

Só és bors, ízlés szerint

2 gerezd fokhagyma, darálva

Útvonal:

1. Kezdje egy holland sütő melegítésével közepesen magas hőfokon.

2. Ehhez kanalazzuk az olajat, majd keverjük hozzá az édesköményt, a tököt, a sárgarépát és a póréhagymát. Jól összekeverni.

3. Most pároljuk 4-5 percig, vagy amíg megpuhul.

4. Ezután adjunk hozzá kurkumát, gyömbért, borsot és fokhagymát. Főzzük további 1-2 percig.

5. Ezután öntsük hozzá a húslevest és a kókusztejet. Jól kombináld.

6. Ezt követően forraljuk fel a keveréket, és fedjük le a holland sütőt.

7. Hagyja 20 percig párolni.

8. Ha megfőtt, tegye át a keveréket egy nagy sebességű turmixgépbe, és turmixolja 1-2 percig, vagy amíg krémes, sima levest nem kap.

9. Ellenőrizze a fűszerezést, és ha szükséges, tegyünk bele még sót és borsot.

Táplálkozási információ:Kalória: 210,4 kcal Fehérjék: 2,11 g Szénhidrát: 25,64 g Zsír: 10,91 g

Egészséges tésztasaláta adagok: 6

Főzési idő: 10 perc

Hozzávalók:

1 csomag gluténmentes fusilli tészta

1 csésze szőlő paradicsom, szeletelve

1 marék friss koriander, apróra vágva

1 csésze olajbogyó, félbevágva

1 csésze friss bazsalikom, apróra vágva

½ csésze olívaolaj

Tengeri só ízlés szerint

Útvonal:

1. Keverje össze az olívaolajat, az apróra vágott bazsalikomot, a koriandert és a tengeri sót.

Félretesz, mellőz.

2. Főzzük ki a tésztát a csomagoláson található utasítások szerint, szűrjük le és öblítsük le.

3. A tésztát összekeverjük a paradicsommal és az olajbogyóval.

4. Adjuk hozzá az olívaolajos keveréket, és keverjük jól össze.

Táplálkozási információ:Összes szénhidrát 66 g élelmi rost: 5 g fehérje: 13 g

teljes zsír: 23 g kalória: 525

Csicseriborsó curry adagok: 4-6

Főzési idő: 25 perc

Hozzávalók:

2 × 15 oz. Csicseriborsó, megmosva, lecsepegve és megfőzve 2 ek. Olivaolaj

1 evőkanál. Kurkuma por

1/2 hagyma, felkockázva

1 tk. Cayenne, földelt

4 gerezd fokhagyma, darálva

2 tk. Csilipor

15 oz. Paradicsom püré

Fekete bors, szükség szerint

2 evőkanál. Paradicsom szósz

1 tk. Cayenne, földelt

½ evőkanál. Juharszirup

½ 15 oz. doboz kókusztej

2 tk. Kömény, földelve

2 tk. Füstölt paprika

Útvonal:

1. Melegíts fel egy nagy serpenyőt közepesen magas lángon. Ehhez kanalazzuk az olajat.

2. Ha az olaj felforrósodott, keverje hozzá a hagymát, és süsse 3-4 percig

percig vagy amíg megpuhul.

3. Ezután kanalazzuk bele a paradicsompürét, a juharszirupot, az összes fűszert, a paradicsompürét és a fokhagymát. Jól összekeverni.

4. Ezután adjuk hozzá a főtt csicseriborsót kókusztejjel, fekete borssal és sóval együtt.

5. Most alaposan keverje össze az egészet, és hagyja párolni 8-10 percig

percig, vagy amíg be nem sűrűsödik.

6. Csorgass rá lime levét, és ízlés szerint díszítsd korianderrel.

Táplálkozási információ:Kalória: 224 kcal Fehérjék: 15,2 g Szénhidrát: 32,4 g Zsír: 7,5 g

Darált hús Stroganoff Hozzávalók:

1 font sovány darált hús

1 kis hagyma felkockázva

1 gerezd fokhagyma apróra vágva

3/4 lb új gomba vágva

3 evőkanál liszt

2 csésze húsleves

só és bors ízlés szerint

2 teáskanál Worcestershire szósz

3/4 csésze éles tejszín

2 evőkanál új petrezselyem

Útvonal:

1. Sötét színű őrölt hamburger, hagyma és fokhagyma (ügyelve, hogy ne hasadjon szét valamit a tetején) egy edényben, amíg nem marad rózsaszín. Csatorna zsír.

2. Tegye bele a felvágott gombát, és főzze 2-3 percig. Keverjük hozzá a lisztet, és főzzük 1 percig fokozatosan.

3. Adjon hozzá alaplevet, Worcestershire szószt, sót és borsot, és melegítse forráspontig. Csökkentse a meleget és párolja alacsony hőmérsékleten 10 percig.

Főzzük meg a tojásos tésztát a kötegcímek szerint.

4. A húskeveréket kivesszük a melegről, belekeverjük a csípős tejszínt és a petrezselymet.

5. Tojásos tésztával tálaljuk.

Sós, rövid bordás adagok: 4

Főzési idő: 65 perc

Hozzávalók:

2 font. marha rövid bordák

1 ½ teáskanál olívaolaj

1 ½ evőkanál szójaszósz

1 evőkanál Worcestershire szósz

1 evőkanál stevia

1 ¼ csésze hagyma apróra vágva.

1 tk fokhagyma aprítva

1/2 csésze vörösbor

⅓ csésze ketchup, cukormentes

Só és fekete bors ízlés szerint

Útvonal:

1. Vágja fel a bordákat 3 részre, és dörzsölje be fekete borssal és sóval.

2. Adjon hozzá olajat az Instant Pot-hoz, és nyomja meg a Sauté gombot.

3. Helyezze a bordákat az olajba, és oldalanként 5 percig pirítsa.

4. Dobd rá a hagymát és párold 4 percig.

5. Keverjük hozzá a fokhagymát, és főzzük 1 percig.

6. A többi hozzávalót egy tálban habosra keverjük, és ráöntjük a bordákra.

7. Tegye rá a fedőt, és főzze 55 percig Kézi üzemmódban magas nyomáson.

8. Ha kész, engedje el a nyomást természetesen, majd vegye le a fedelet.

9. Melegen tálaljuk.

Táplálkozási információ:Kalória 555, szénhidrát 12,8 g, fehérje 66,7 g, zsír 22,3 g, rost 0,9 g

Csirke- és gluténmentes tésztaleves adagok: 4

Főzési idő: 25 perc

Hozzávalók:

¼ csésze extra szűz olívaolaj

3 zellerszár, ¼ hüvelykes szeletekre vágva

2 közepes sárgarépa ¼ hüvelykes kockákra vágva

1 kisebb hagyma ¼ hüvelykes kockákra vágva

1 szál friss rozmaring

4 csésze csirkehúsleves

8 uncia gluténmentes penne

1 teáskanál só

¼ teáskanál frissen őrölt fekete bors

2 csésze kockára vágott rotisserie csirke

¼ csésze finomra vágott friss lapos petrezselyem Használat:

1. Melegítse fel az olajat nagy lángon egy nagy fazékban.

2. Tegye bele a zellert, a sárgarépát, a hagymát és a rozmaringot, és párolja, amíg megpuhul, 5-7 percig.

3. Adjuk hozzá a húslevest, a penne-t, sózzuk, borsozzuk és forraljuk fel.

4. Pároljuk és főzzük, amíg a penne megpuhul, 8-10 percig.

5. Távolítsa el és dobja ki a rozmaring ágat, majd adja hozzá a csirkét és a petrezselymet.

6. Csökkentse a hőt alacsonyra. 5 percen belül megfőzzük, és tálaljuk.

Táplálkozási információ:Kalória 485 Összes zsír: 18 g Összes szénhidrát: 47 g Cukor: 4 g Rost: 7 g Fehérje: 33 g Nátrium: 1423 mg

Lencse curry adagok: 4

Főzési idő: 40 perc

Hozzávalók:

2 tk. Mustármagok

1 tk. Kurkuma, őrölt

1 csésze lencse, beáztatva

2 tk. Köménymag

1 paradicsom, nagy és apróra vágva

1 sárga hagyma, apróra vágva

4 csésze Víz

Tengeri só, szükség szerint

2 Sárgarépa félholdokra szeletelve

3 marék spenótlevél, felaprítva

1 tk. Gyömbér, darálva

½ tk. Csilipor

2 evőkanál. Kókuszolaj

Útvonal:

1. Először helyezze a mungóbabot és a vizet egy mély serpenyőbe, közepesen magas lángon.

2. Most forraljuk fel a babkeveréket, és hagyjuk forrni.

3. Pároljuk 20-30 percen belül, vagy amíg a mungóbab megpuhul.

4. Ezután egy nagy serpenyőben közepes lángon hevítsük fel a kókuszolajat, és keverjük hozzá a mustármagot és a köménymagot.

5. Ha a mustármag pattog, tedd bele a hagymát. 4-ig megdinszteljük a hagymát

percig, vagy amíg megpuhulnak.

6. Rákanalazzuk a fokhagymát, és további 1 percig pirítjuk.

Ha már aromás, kanalazzuk hozzá a kurkumát és a chiliport.

7. Ezután adjuk hozzá a sárgarépát és a paradicsomot – főzzük 6 percig, vagy amíg megpuhul.

8. Végül adjuk hozzá a megfőtt lencsét, és alaposan keverjük össze az egészet.

9. Keverje hozzá a spenótleveleket, és pirítsa, amíg megfonnyad. Vegyük le a tűzről. Melegen tálaljuk és élvezzük.

Táplálkozási információ:Kalória 290 Kcal Fehérjék: 14 g Szénhidrát: 43 g Zsír: 8 g

Csirke és csípős borsó adagok: 4

Főzési idő: 10 perc

Hozzávalók:

1 ¼ csésze csont nélküli bőr nélküli csirkemell, vékonyra szeletelve 3 evőkanál friss koriander apróra vágva

2 evőkanál növényi olaj

2 evőkanál szezámmag

1 csokor vöröshagyma, vékonyra szeletelve

2 teáskanál Sriracha

2 gerezd fokhagyma, darálva

2 evőkanál rizsecet

1 kaliforniai paprika, vékonyra szeletelve

3 evőkanál szójaszósz

2½ csésze csípős borsó

Só ízlés szerint

Frissen őrölt fekete bors, ízlés szerint

Útvonal:

1. Melegítse fel az olajat egy serpenyőben közepes lángon. Adjuk hozzá a fokhagymát és a vékonyra szeletelt hagymát. Főzzük egy percig, majd adjunk hozzá 2 ½ csésze csípős borsót a kaliforniai paprikával együtt. Főzzük puhára, körülbelül 3-4 percig.

2. Adjuk hozzá a csirkét, és főzzük körülbelül 4-5 percig, vagy amíg teljesen meg nem fő.

3. Adjon hozzá 2 teáskanál Sriracha-t, 2 evőkanál szezámmagot, 3

evőkanál szójaszósz és 2 evőkanál rizsecet. Az egészet jól összekeverjük. 2-3 percen belül lassú tűzön pároljuk.

4. Adjunk hozzá 3 evőkanál apróra vágott koriandert, és keverjük jól össze. Tegye át, és szórja meg extra szezámmaggal és korianderrel, ha szükséges. Élvezd!

Táplálkozási információ:228 kalória 11 g zsír 11 g összes szénhidrát 20 g fehérje

Lédús brokkoli szardella mandulával Adagok: 6

Főzési idő: 10 perc

Hozzávalók:

2 csokor brokkoli, vágva

1 evőkanál extra szűz olívaolaj

1 hosszú friss piros chili kimagozva, finomra vágva 2 gerezd fokhagyma, vékonyra szeletelve

¼ csésze természetes mandula, durvára vágva

2 teáskanál citrom héja, finomra reszelve

Egy csipetnyi citromlé, frissen

4 szardella olajban, apróra vágva

Útvonal:

1. Melegítse fel az olajat forróra egy nagy serpenyőben. Adjuk hozzá a lecsöpögtetett szardellat, fokhagymát, chilit és a citrom héját. Aromásra főzzük 30-ig

másodpercig, gyakran kevergetve. Adjuk hozzá a mandulát és főzzük tovább egy percig, gyakran kevergetve. Vegyük le a tűzről és adjunk hozzá egy csipetnyi friss citromlevet.

2. Ezután tegye a brokkolit egy gőzölő kosárba, amely egy serpenyőben forró víz fölött van. Fedjük le és süssük ropogós puhára, 2-ig

3 percig. Jól lecsepegtetjük, majd áttesszük egy nagy méretű tálra. A tetejére kenjük a mandulás keveréket. Élvezd.

Táplálkozási információ:kcal 350 Zsír: 7 g Rost: 3 g Fehérje: 6 g

Shiitake és spenótos Pattie adagok: 8

Főzési idő: 15 perc

Hozzávalók:

1 ½ csésze shiitake gomba, darálva

1 ½ csésze spenót, apróra vágva

3 gerezd fokhagyma, felaprítva

2 hagyma, felaprítva

4 tk. olivaolaj

1 tojás

1 ½ csésze quinoa, főtt

1 ½ tk. Olasz fűszerezés

1/3 csésze pirított napraforgómag, őrölt

1/3 csésze Pecorino sajt, reszelve

Útvonal:

1. Egy serpenyőben hevítsünk olívaolajat. Ha már forró, pároljuk a shiitake gombát 3 percig, vagy amíg enyhén megpirul. Adjuk hozzá a fokhagymát és

a hagymát. Pároljuk 2 percig, vagy amíg illatos és áttetsző lesz. Félretesz, mellőz.

2. Ugyanabban a serpenyőben melegítse fel a maradék olívaolajat. Adjuk hozzá a spenótot. Csökkentse a hőt, majd párolja 1 percig, csepegtesse le, és tegye át egy szűrőbe.

3. A spenótot apróra vágjuk, és a gombás keverékhez adjuk. Adjunk hozzá tojást a spenótos keverékhez. Hajtsa bele a főtt quinoát – ízesítse olasz fűszerezéssel, majd keverje jól össze. Szórjuk meg a napraforgómagot és a sajtot.

4. Osszuk pogácsákra a spenótos keveréket – 5-en belül főzzük meg a pogácsákat

percig, vagy amíg szilárd és aranybarna nem lesz. Burger kenyérrel tálaljuk.

Táplálkozási információ:Kalória 43 Szénhidrát: 9 g Zsír: 0 g Fehérje: 3 g

Brokkolis karfiol saláta adagok: 6

Főzési idő: 20 perc

Hozzávalók:

¼ tk. Fekete bors, őrölt

3 csésze karfiolvirág

1 evőkanál. Ecet

1 tk. édesem

8 csésze kelkáposzta, apróra vágva

3 csésze brokkoli Florets

4 evőkanál. Extra szűz olívaolaj

½ tk. Só

1 ½ tk. Dijoni mustár

1 tk. édesem

½ csésze cseresznye, szárítva

1/3 csésze pekándió, apróra vágva

1 csésze Manchego sajt, borotvált

Útvonal:

1. Melegítse elő a sütőt 450 ° F-ra, és tegyen egy tepsit a középső rácsra.

2. Ezt követően tegyük egy nagy tálba a karfiolt és a brokkoli rózsákat.

3. Ehhez kanalazzuk a só felét, két evőkanál olajat és borsozzuk. Jól dobd fel.

4. Most tegyük át a keveréket az előmelegített lapra, és süssük 12 percig, közben egyszer megfordítjuk.

5. Ha megpuhult és aranyszínűvé válik, vegyük ki a sütőből, és hagyjuk teljesen kihűlni.

6. Közben egy másik tálban összekeverjük a maradék két evőkanál olajat, ecetet, mézet, mustárt és sót.

7. Ezzel a keverékkel ecsetelje a kelkáposzta leveleit úgy, hogy kézzel küldje el a leveleket. Tedd félre 3-5 percre.

8. Végül a brokkolis-karfiol salátához keverjük a sült zöldségeket, a sajtot, a meggyet és a pekándiót.

Táplálkozási információ:Kalória: 259 kcal Fehérjék: 8,4 g Szénhidrát: 23,2 g Zsír: 16,3 g

Csirkesaláta kínai érintéssel: 3

Főzési idő: 25 perc

Hozzávalók:

1 közepes zöldhagyma (vékonyra szeletelve)

2 kicsontozott csirkemell

2 evőkanál szójaszósz

¼ teáskanál fehér bors

1 evőkanál szezámolaj

4 csésze római saláta (apróra vágva)

1 csésze káposzta (reszelve)

¼ csésze kis kocka sárgarépa

¼ csésze vékonyra szeletelt mandula

¼ csésze tészta (csak tálaláshoz)

Kínai öntet elkészítéséhez:

1 gerezd darált fokhagyma

1 teáskanál szójaszósz

1 evőkanál szezámolaj

2 evőkanál rizsecet

1 evőkanál cukor

Útvonal:

1. Készítsünk kínai öntetet úgy, hogy az összes hozzávalót egy tálban keverjük össze.

2. Egy tálban pácoljuk be a csirkemelleket fokhagymával, olívaolajjal, szójaszósszal és fehér borssal 20 percig.

3. Helyezze a tepsit az előmelegített sütőbe (225 C-ra).

4. Helyezze a csirkemelleket a tepsibe, és süsse majdnem 20-ra

percek.

5. A saláta összeállításához keverje össze a római salátát, a káposztát, a sárgarépát és a zöldhagymát.

6. A tálaláshoz egy csirkedarabot tegyünk egy tányérba, a tetejére salátát. Önts rá egy kevés öntetet a tészta mellé.

Táplálkozási információ:Kalória 130 szénhidrát: 10 g zsír: 6 g fehérje: 10 g

Amaránttal és quinoával töltött paprika
adagok: 4

Főzési idő: 1 óra 10 perc

Hozzávalók:

2 evőkanál Amarant

1 közepes cukkini, vágva, lereszelve

2 db szőlőben érett paradicsom kockára vágva

2/3 csésze (kb. 135 g) quinoa

1 hagyma, közepes méretű, apróra vágva

2 gerezd zúzott fokhagyma

1 teáskanál őrölt kömény

2 evőkanál enyhén pirított napraforgómag 75g ricotta sajt, friss

2 evőkanál ribizli

4 nagy paprika, hosszában félbevágva és kimagozva 2 evőkanál lapos petrezselyem, durvára vágva Használat:

1. Béleljen ki egy nagy méretű tepsit sütőpapírral (nem tapadó), majd előre melegítse elő a sütőt 350 F-ra. Töltsön meg egy közepes méretű serpenyőt körülbelül fél liter vízzel, majd adja hozzá az amarantot és a quinoát; mérsékelt lángon felforraljuk. Ha kész, csökkentse a hőt alacsonyra; fedjük le és pároljuk, amíg a szemek al dente nem válnak és a víz felszívódik, 12-15

percek. Vegyük le a tűzről és tegyük félre.

2. Közben egy nagy méretű serpenyőt enyhén kenjünk meg olajjal, és melegítsük fel közepes lángon. Ha már felforrósodott, hozzáadjuk a hagymát a cukkinivel és pár percig, gyakran kevergetve, amíg megpuhul. Adjuk hozzá a köményt és a fokhagymát; egy percig főzzük. Levesszük a tűzről és félretesszük hűlni.

3. Helyezze a szemeket, a hagymás keveréket, a napraforgómagot, a ribizlit, a petrezselymet, a ricottát és a paradicsomot egy keverőtálba, lehetőleg nagy méretű; jól összekeverjük az összetevőket – ízlés szerint borssal és sóval ízesítjük.

4. Töltsük meg a paprikákat elkészített quinoa keverékkel, és helyezzük el a tálcán, alufóliával letakarva – 17-20 óráig sütjük.

percek. Távolítsuk el a fóliát és süssük még 15-20 percig, amíg a töltelék aranybarna nem lesz, a zöldségek pedig villára válnak.

Táplálkozási információ:kcal 200 Zsír: 8,5 g Rost: 8 g Fehérje: 15 g

Ropogós sajtos halfilé adagok: 4

Főzési idő: 10 perc

Hozzávalók:

¼ csésze teljes kiőrlésű zsemlemorzsa

¼ csésze parmezán sajt, reszelve

¼ teáskanál tengeri só ¼ teáskanál őrölt bors

1-evőkanál olívaolaj 4 db tilápia filé

Útvonal:

1. Melegítse elő a sütőt 375°F-ra.

2. Egy keverőtálban keverjük hozzá a zsemlemorzsát, a parmezán sajtot, a sót, a borsot és az olívaolajat.

3. Jól keverje össze, amíg teljesen el nem keveredik.

4. Kenjük be a filéket a keverékkel, és fektessük le egy enyhén permetezett tepsire.

5. Helyezze a lapot a sütőbe.

6. Süssük 10 percig, amíg a filé megpuhul és barnás lesz.

Táplálkozási információ:Kalória: 255 Zsír: 7 g Fehérje: 15,9 g Szénhidrát: 34 g

Rost: 2,6 g

Protein Power Bab és Zöld Töltött héj

Hozzávalók:

Eredeti vagy óceáni só

Olivaolaj

12 oz. köteg fajta méretű kagyló (kb. 40) 1 font megszilárdult hasított spenót

2-3 gerezd fokhagyma, meghámozva és felosztva

15-16 oz. ricotta cheddar (ideális esetben teljes zsír/teljes tej) 2 tojás

1 doboz fehér bab (például cannellini), kimerült és kipirult

½ C zöld pesto, egyedi vagy helyben vásárolt Őrölt sötét bors

3 C (vagy több) marinara szósz

Őrölt parmezán vagy pecorino cheddar (elhagyható) Útmutatás:

1. Mindenképpen melegítsen fel 5 liter vizet forráspontig egy hatalmas fazékban (vagy dolgozzon két kisebb csomóban). Tegyünk bele egy evőkanál sót, egy pici olívaolajat és a héjat. Körülbelül 9 percig buborékoltatja (vagy addig, amíg nagyon kemény nem lesz), szórványosan keverje össze, hogy a héjak elszigeteltek maradjanak. Óvatosan ürítse ki a héjakat egy szűrőedénybe, vagy egy nyitott kanállal szedje ki a vízből. Gyorsan mossa le hideg vízzel. Egy peremes fűtőlapot béleljünk ki ragasztófóliával. Azon a

ponton, amikor a kagylók kellően hűvösek ahhoz, hogy megbirkózzunk velük, kézzel válasszuk szét őket, öntsünk ki plusz vizet, és helyezzük el a kinyílást egy különálló rétegben a laptartón. Amint gyakorlatilag kihűlt, fokozatosan kenjük be műanyag fóliával.

2. Tegyen néhány liter vizet (vagy használja fel a maradék tésztavizet, ha nem ön öntötte ki) egy hasonló edényben lévő buborékhoz. Tegyük bele a megszilárdult spenótot, és főzzük három percig magas hőmérsékleten, amíg finom lesz. Bélelje ki a szűrőedényt átázott papírtörlővel, nehogy a nyílások hatalmasak legyenek, ekkor vezesse ki a spenótot. Tegye a szűrőedényt egy tál fölé, hogy még jobban kimerüljön, amíg elkezdi tölteni.

3. Csak a fokhagymát tegyük egy tápfeldolgozóba, és addig forraljuk, amíg finomra nem törik, és az oldalához tapad. Kaparja le a tál oldalát, ekkor tegye bele a ricottát, tojást, babot, pesto-t, 1½

teáskanál sót, és néhány kemény borsot (nagyon nyomkodva). Nyomja meg a spenótot a markában, hogy jól kimerítse a kiváló vizet, és ekkor adjon hozzá különböző rögzítéseket a tápfeldolgozóban. Gyakorlatilag simára fussuk, pár kis spenót még észrevehető. Arra hajlok, hogy a nyers tojás beiktatása után ne kóstoljam meg, mégis megesik, hogy egy kicsit az alapvető ízére gondol, és ízlés szerint módosítja az ízesítést.

4. Melegítse elő a brojlert 350 (F)-ra, és zuhanyozzon le, vagy finoman olajozz be egy 9 x 13"-es

serpenyőbe, egy másik kisebb gulyástál mellé (kb. 8-10 héj nem fér bele a 9 x 13-ba). A héjak kitöltéséhez válasszon minden héjat, és tartsa nyitva a nem túlsúlyban lévő keze hüvelykujjával és mutatóujjával. A másik kezével 3-4 evőkanálnyit kanalazzon fel, és karcolja bele a héjba. A legtöbbjük nem fog jól kinézni, ami rendben van! Helyezzen megtöltött kagylókat egymás közelében az előkészített tartályban. Öntsön szószt a héjra, így a zöld töltelék darabjai összetéveszthetetlenek maradnak. Terjessze ki a tartályt gáttal, és készítse elő 30 percig. Növelje a hőmérsékletet 375 fokra, szórja meg a héjakat őrölt parmezánnal (ha használ), és melegítse fel további 5 fokra.

10 percig, amíg a cheddar fel nem oldódik és a bőséges nedvesség csökken.

5. Hűtsük le 5-10 percig, ekkor utólag tálaljuk önmagában vagy egy friss tányér vegyes zöldséggel!

Ázsiai tésztasaláta hozzávalói:

8 uncia hosszú enyhe teljes kiőrlésű tészta tészta - például spagetti (használjon soba tésztát a gluténmentessé tételhez) 24 uncia Mann's Broccoli Cole Slaw - 2 12 uncia zacskó 4 uncia őrölt sárgarépa

1/4 csésze extra szűz olívaolaj

1/4 csésze rizsecet

3 evőkanál nektár – használjon könnyű agave nektárt a zöldségek kedvelőinek elkészítéséhez

3 evőkanál sima diós kenhető

2 evőkanál alacsony nátriumtartalmú szójaszósz - szükség esetén gluténmentes

1 evőkanál darált új gyömbér

2 teáskanál darált fokhagyma - körülbelül 4 gerezd 3/4 csésze sült, sótlan földimogyoró, - általában vágott 3/4 csésze új koriander - finomra vágva

Útvonal:

1. Egy hatalmas fazék sós vizet forrósítsunk fel forráspontig. Főzzük a tésztát, amíg még kissé kemény lesz, a kötegek címei szerint. Csatornázzuk le és öblítsük le gyorsan hideg vízzel, hogy kiürítsük a túlzott keményítőt, és

leállítsuk a főzést, ekkor tegyünk egy hatalmas tálba. Tegye bele a brokkolis salátát és a sárgarépát.

2. Amíg a tészta fő, keverje össze az olívaolajat, a rizsecetet, a nektárt, a diós krémet, a szójaszószt, a Sriarchát, a gyömbért és a fokhagymát. Öntsük rá a tésztakeveréket, és forgassuk össze, hogy megszilárduljon. Tegye bele a mogyorót és a koriandert, és dobja újra. Tálaljuk lehűtve vagy szobahőmérsékleten extra Sriracha szósszal ízlés szerint.

3. Képlet megjegyzések

4. Ázsiai tésztasalátát tálalhatunk hidegen vagy szobahőmérsékleten.

A hűtőben tárolandó víz/levegőálló tartóban 3 napig tárolható.

Lazac és zöldbab adagok: 4

Főzési idő: 26 perc

Hozzávalók:

2 evőkanál olívaolaj

1 db sárgahagyma apróra vágva

4 lazac filé, csont nélkül

1 csésze zöldbab vágva és félbevágva

2 gerezd fokhagyma, darálva

½ csésze csirke alaplé

1 teáskanál chili por

1 teáskanál édes paprika

Egy csipet só és fekete bors

1 evőkanál koriander, apróra vágva

Útvonal:

1. Melegítsen fel egy serpenyőt az olajjal közepes lángon, adjon hozzá hagymát, keverje meg és párolja 2 percig.

2. Adja hozzá a halat, és süsse mindkét oldalát 2 percig.

3. Adja hozzá a többi hozzávalót, óvatosan dobja fel, és süsse mindent 360 F-on 20 percig.

4. Mindent elosztunk a tányérok között, és tálaljuk ebédre.

Táplálkozási információ:kalória 322, zsír 18,3, rost 2, szénhidrát 5,8, fehérje 35,7

Sajtos töltött csirke hozzávalói:

2 mogyoróhagyma (apróra vágva)

2 kimagozott jalapeño (apróra vágva)

1/4 c. koriander

1 tk. lime pizzazz

4 oz. Monterey Jack cheddar (durvára őrölt) 4 kis csont nélküli, bőr nélküli csirke kebel

3 evőkanál. olivaolaj

Só

Bors

3 evőkanál. zöld-citrom lé

2 karikapaprika (finomra vágva)

1/2 kis lilahagyma (apróra vágva)

5 c. tépett római saláta

Útvonal:

1. Meleg brojler 450°F-ra. Egy tálban keverje össze a mogyoróhagymát és a kimagozott jalapenót, 1/4 csésze koriandert (hasított) és lime-ot, majd forgassa össze Monterey Jack cheddarral.

2. Egészítse ki a pengét a csont nélküli, bőr nélküli csirke kebel legvastagabb darabjába, és mozgassa ide-oda, hogy 2 1/2 hüvelykes zsebet készítsen, amely olyan széles, amennyire csak elképzelni nem lehet. Töltsük meg a csirkét cheddar keverékkel.

3. Meleg 2 evőkanál olívaolaj hatalmas serpenyőben közepesen.

Ízesítse a csirkét sóval és borssal, és süsse 3-4 percig, amíg az egyik oldala ragyogóan sötétebb lesz. Fordítsa meg a csirkét, és süsse 10-12 percig, amíg meg nem fő.

4. Közben egy hatalmas tálban keverjük össze a lime levét, 1

evőkanál olívaolaj és 1/2 teáskanál só. Tegye bele a karikapaprikát és a lilahagymát, és hagyja állni 10 percig, szórványosan dobálva. Hurl római salátával és 1 csésze új korianderrel. Csirke- és lime-szeletekkel ajándékozzuk.

Rukkola gorgonzola öntettel, adagok: 4

Főzési idő: 0 perc

Hozzávalók:

1 csokor rukkola, megtisztítva

1 körte vékonyra szeletelve

1 evőkanál friss citromlé

1 gerezd fokhagyma, zúzva

1/3 csésze Gorgonzola sajt, morzsolva

1/4 csésze csökkentett nátriumtartalmú zöldségalaplé

Frissen őrölt bors

4 teáskanál olívaolaj

1 evőkanál almaecet

Útvonal:

1. Tedd egy tálba a körteszeleteket és a citromlevet. Dobd a kabáthoz.

A körteszeleteket a rukkolával együtt egy tálra helyezzük.

2. Egy tálban keverjük össze az ecetet, olajat, sajtot, húslevest, borsot és fokhagymát. Hagyja 5 percig, távolítsa el a fokhagymát. Rátesszük az öntetet, majd tálaljuk.

Táplálkozási információ:Kalória 145 szénhidrát: 23 g zsír: 4 g fehérje: 6 g

Káposztaleves adagok: 6

Főzési idő: 35 perc

Hozzávalók:

1 db sárgahagyma apróra vágva

1 fej zöld káposzta, felaprítva

2 evőkanál olívaolaj

5 csésze zöldségalaplé

1 sárgarépa, meghámozva és lereszelve

Egy csipet só és fekete bors

1 evőkanál koriander, apróra vágva

2 teáskanál kakukkfű apróra vágva

½ teáskanál füstölt paprika

½ teáskanál csípős paprika

1 evőkanál citromlé

Karfiol rizs adagok: 4

Főzési idő: 10 perc

Hozzávalók:

¼ csésze étolaj

1 evőkanál. Kókuszolaj

1 evőkanál. Kókuszcukor

4 csésze karfiol rózsákra bontva ½ teáskanál. Só

Útvonal:

1. Először a karfiolt dolgozd fel robotgépben, és dolgozd el 1-2 percig.

2. Melegítsük fel az olajat egy nagy serpenyőben közepes lángon, majd kanalazzuk bele a rizses karfiolt, a kókuszcukrot és a sót a serpenyőbe.

3. Jól összedolgozzuk, és 4-5 percig főzzük, vagy amíg a karfiol kissé megpuhul.

4. Végül öntsük rá a kókusztejet és élvezzük.

Táplálkozási információ:Kalória 108 Kcal Fehérjék: 27,1 g Szénhidrát: 11 g Zsír: 6 g

Feta Frittata és spenót adagok: 4

Főzési idő: 10 perc

Hozzávalók:

½ kis barna hagyma

250 g bébi spenót

½ csésze feta sajt

1 evőkanál fokhagyma paszta

4 felvert tojás

Fűszerkeverék

Só és bors ízlés szerint

1 evőkanál olívaolaj

Útvonal:

1. Az olajon apróra vágott hagymát adunk hozzá, és közepes lángon megpirítjuk.

2. Adja hozzá a spenótot a világosbarna hagymához, és forgassa 2 percig.

3. A tojásban hozzáadjuk a hideg spenót és a hagyma keverékét.

4. Most adjunk hozzá fokhagymapürét, sót és borsot, és keverjük össze a keveréket.

5. Főzzük ezt a keveréket alacsony lángon, és óvatosan keverjük hozzá a tojásokat.

6. A tojásokra feta sajtot teszünk, és a serpenyőt a már előmelegített grill alá helyezzük.

7. Főzzük majdnem 2-3 percig, amíg a frittata megbarnul.

8. Ezt a feta frittatát melegen vagy hidegen tálaljuk.

Táplálkozási információ:Kalória 210 Szénhidrát: 5 g Zsír: 14 g Fehérje: 21 g

Tüzes csirkefazék matricák hozzávalói:

1 kilós darált csirke

1/2 csésze elpusztított káposzta

1 sárgarépa, lecsupaszítva és megsemmisítve

2 gerezd fokhagyma, összenyomva

2 zöldhagyma, vékonyra vágva

1 evőkanál csökkentett nátriumtartalmú szójaszósz

1 evőkanál hoisin szósz

1 evőkanál természetesen őrölt gyömbér

2 teáskanál szezámolaj

1/4 teáskanál őrölt fehér bors

36 won tonnás göngyöleg

2 evőkanál növényi olaj

A FORRÓ CHILI OLAJOS SZÓSZHOZ:

1/2 csésze növényi olaj

1/4 csésze szárított vörös chili, összenyomva

2 gerezd fokhagyma, felaprítva

Útvonal:

1. Melegítse fel a növényi olajat egy kis serpenyőben közepes hőfokon. Keverje hozzá a zúzott paprikát és a fokhagymát, időnként keverje össze, amíg az olaj 8-10 perc alatt fel nem melegszik 180 F-ra; biztonságos helyre tegye.

2. Egy hatalmas tálban keverje össze a csirkét, a káposztát, a sárgarépát, a fokhagymát, a zöldhagymát, a szójaszószt, a hoisin szószt, a gyömbért, a szezámolajat és a fehér borsot.

3. A gombócok összegyűjtéséhez helyezzen csomagolóanyagot egy munkafelületre.

Tegyünk 1 evőkanál csirkemeveréket minden csomagolóanyag fókuszpontjába. Az ujjával dörzsölje át vízzel a csomagolás széleit. A keveréket a töltelékre gyűrjük félhold alakúra, a széleit összenyomva, hogy lezáródjon.

4. Melegítsük fel a növényi olajat egy hatalmas serpenyőben közepes hőfokon.

Ragasszon edénymatricákat egy rétegbe, és süsse briliánsra és frissre, körülbelül 2-3 percig mindkét oldalon.

5. Azonnal tálaljuk forró pörkölt olajos szósszal.

Fokhagymás garnélarák darált karfiollal,

adagok: 2

Főzési idő: 15 perc

Hozzávalók:

Garnélarák elkészítéséhez

1 font garnélarák

2-3 evőkanál Cajun fűszer

Só

1 evőkanál vaj/ghí

Karfiol dara elkészítéséhez

2 evőkanál Ghee

12 uncia karfiol

1 gerezd fokhagyma

Só ízlés szerint

Útvonal:

1. A karfiolt és a fokhagymát 8 uncia vízben közepes lángon puhára főzzük.

2. Keverje össze a zsenge karfiolt a konyhai robotgépben ghí-vel. Fokozatosan adjunk hozzá gőzölgő vizet a megfelelő állag érdekében.

3. Szórjon 2 evőkanál Cajun fűszert a garnélarákra, és pácolja be.

4. Egy nagy serpenyőben veszünk 3 evőkanál ghí-t, és közepes lángon főzzük meg a garnélarákokat.

5. Tegyünk egy nagy kanál karfioldarát egy tálba, és töltsük fel rántott garnélarákkal.

Táplálkozási információ:Kalória 107 szénhidrát: 1 g zsír: 3 g fehérje: 20 g

Brokkolis tonhal adagok: 1

Főzési idő: 10 perc

Hozzávalók:

1 tk. Extra szűz olívaolaj

3 uncia. Tonhal vízben, lehetőleg könnyű és darabos, lecsepegtetve 1 evőkanál. Dió, durvára vágva

2 csésze brokkoli apróra vágva

½ tk. Csípős szósz

Útvonal:

1. Először keverje össze a brokkolit, a fűszereket és a tonhalat egy nagyméretű keverőtálban, amíg jól össze nem keveredik.

2. Ezután mikrohullámú sütőben sütjük a zöldségeket a sütőben 3 percig, vagy amíg megpuhulnak

3. Ezután a tálba keverjük a diót és az olívaolajat, és jól összedolgozzuk.

4. Tálaljuk és élvezzük.

Táplálkozási információ:Kalória 259 Kcal Fehérjék: 27,1 g Szénhidrát: 12,9 g Zsír: 12,4 g

Butternut squash leves garnélával, adagok: 4

Főzési idő: 20 perc

Hozzávalók:

3 evőkanál sótlan vaj

1 kis vöröshagyma, apróra vágva

1 gerezd fokhagyma, szeletelve

1 teáskanál kurkuma

1 teáskanál só

¼ teáskanál frissen őrölt fekete bors

3 csésze zöldségleves

2 csésze hámozott vajtök ¼ hüvelykes kockákra vágva 1 kiló főtt hámozott garnélarák, szükség esetén felengedve 1 csésze cukrozatlan mandulatej

¼ csésze reszelt mandula (opcionális)

2 evőkanál finomra vágott friss lapos petrezselyem 2 teáskanál reszelt vagy darált citromhéj

Útvonal:

1. Oldjuk fel a vajat nagy lángon egy nagy fazékban.

2. Adjuk hozzá a hagymát, a fokhagymát, a kurkumát, sózzuk és borsozzuk, és pároljuk, amíg a zöldségek puhák és áttetszőek nem lesznek, 5-7 percig.

3. Adjuk hozzá a húslevest és a tököt, és forraljuk fel.

4. Pároljuk 5 percen belül.

5. Adjuk hozzá a garnélarákot és a mandulatejet, és főzzük körülbelül 2 percig.

6. Megszórjuk a mandulával (ha használunk), petrezselyemmel és citromhéjjal, és tálaljuk.

Táplálkozási információ:Kalória 275 Összes zsír: 12 g Összes szénhidrát: 12 g Cukor: 3 g Rost: 2 g Fehérje: 30 g Nátrium: 1665 mg

Ízletes pulykasült golyók adagok: 6

Főzési idő: 30 perc

Hozzávalók:

1 kiló őrölt pulyka

½ csésze friss zsemlemorzsa, fehér vagy teljes kiőrlésű ½ csésze parmezán sajt, frissen reszelve

½-evőkanál. bazsalikom, frissen aprítva

½-evőkanál. oregánó, frissen aprítva

1 db nagy tojás, felvert

1-evőkanál petrezselyem, frissen aprítva

3 evőkanál tej vagy víz

Egy csipet só és bors

Egy csipetnyi frissen reszelt szerecsendió

Útvonal:

1. Melegítse elő a sütőt 350°F-ra.

2. Két tepsit kibélelünk sütőpapírral.

3. Keverje össze az összes hozzávalót egy nagy keverőtálban.

4. Formázz 1 hüvelykes golyókat a keverékből, és helyezd mindegyik golyót a tepsibe.

5. Helyezze a serpenyőt a sütőbe.

6. Süssük 30 percig, vagy amíg a pulyka átsül, és a felülete megbarnul.

7. A húsgombócokat egyszer a főzés felénél megforgatjuk.

Táplálkozási információ:Kalória: 517 CalZsír: 17,2 g Fehérje: 38,7 g Szénhidrát: 52,7 g Rost: 1 g

Tiszta kagylólé adagok: 4

Főzési idő: 15 perc

Hozzávalók:

2 evőkanál sótlan vaj

2 közepes sárgarépa ½ hüvelykes darabokra vágva

2 zellerszár, vékonyra szeletelve

1 kis vöröshagyma ¼ hüvelykes kockákra vágva

2 gerezd fokhagyma, szeletelve

2 csésze zöldségleves

1 (8 uncia) üveg kagylólé

1 (10 uncia) konzerv kagyló

½ teáskanál szárított kakukkfű

½ teáskanál só

¼ teáskanál frissen őrölt fekete bors

Útvonal:

1. Oldjuk fel a vajat egy nagy edényben, nagy lángon.

2. Adjuk hozzá a sárgarépát, a zellert, a hagymát és a fokhagymát, és pároljuk 2-3 percig, amíg kissé megpuhul.

3. Adjuk hozzá a húslevest és a kagylólevet, és forraljuk fel.

4. Pároljuk és főzzük, amíg a sárgarépa megpuhul, 3-5 percig.

5. Keverje hozzá a kagylókat és a levüket, a kakukkfüvet, sóval, borssal, melegítse 2-3 percig, és tálalja.

Táplálkozási információ:Kalória 156 Összes zsír: 7 g Összes szénhidrát: 7 g Cukor: 3 g Rost: 1 g Fehérje: 14 g Nátrium: 981 mg

Adagok rizsből és csirkehúsból: 4

Főzési idő: 25 perc

Hozzávalók:

1 font szabadtartású csirkemell, csont nélkül, bőr nélkül ¼ csésze barna rizs

¾ font tetszőleges gomba, szeletelve

1 póréhagyma, apróra vágva

¼ csésze mandula, apróra vágva

1 csésze víz

1 evőkanál. olivaolaj

1 csésze zöldbab

½ csésze almaecet

2 evőkanál. univerzális liszt

1 csésze tej, alacsony zsírtartalmú

¼ csésze parmezán sajt, frissen reszelve

¼ csésze tejföl

Csipetnyi tengeri sót, ha szükséges, adjunk hozzá még

őrölt fekete bors, ízlés szerint

Útvonal:

1. Öntsön barna rizst egy fazékba. Adjunk hozzá vizet. Fedjük le és forraljuk fel. Csökkentse a hőt, majd párolja 30 percig, vagy amíg a rizs meg nem fő.

2. Közben egy serpenyőben hozzáadjuk a csirkemellet, és felöntjük annyi vízzel, hogy ellepje – sózzuk. Forraljuk fel a keveréket, majd csökkentsük a hőt, és hagyjuk 10 percig főni.

3. A csirkét felaprítjuk. Félretesz, mellőz.

4. Melegítse fel az olívaolajat. A póréhagymát puhára főzzük. Add hozzá a gombát.

5. Öntsön almaecetet a keverékbe. A keveréket addig pároljuk, amíg az ecet el nem párolog. Adjunk hozzá lisztet és tejet a serpenyőbe.

Megszórjuk parmezán sajttal, és hozzáadjuk a tejfölt. Ízesítsük fekete borssal.

6. Melegítsük elő a sütőt 350 F-ra. Egy rakott edényt enyhén kenjünk ki olajjal.

7. A rakott edénybe szórjuk a főtt rizst, majd a tetejére a felaprított csirkét és a zöldbabot. Adjuk hozzá a gombát és a póréhagyma szószt.

Tegyük a mandulát a tetejére.

8. Süssük 20 percen belül, vagy amíg aranybarna nem lesz. Tálalás előtt hagyja kihűlni.

Táplálkozási információ:Kalória 401 Szénhidrát: 54 g Zsír: 12 g Fehérje: 20 g

Párolt garnélarák jambalaya zagyva adagok: 4

Főzési idő: 30 perc

Hozzávalók:

10 uncia. közepes garnélarák, hámozott

¼ csésze zeller, apróra vágott ½ csésze hagyma, apróra vágva

1-evőkanál olaj vagy vaj ¼ teáskanál fokhagyma, darált

¼ teáskanál hagymás só vagy tengeri só

⅓ csésze paradicsomszósz ½ teáskanál füstölt paprika

½ teáskanál Worcestershire szósz

⅔ csésze sárgarépa, apróra vágva

1¼ csésze csirkekolbász, előfőzött és kockára vágott 2 csésze lencse, egy éjszakán át áztatva és előfőzött 2 csésze okra, apróra vágva

Egy csipet őrölt pirospaprika és fekete bors parmezán sajt, a feltéthez reszelve (opcionális) Használat:

1. A garnélarákot, a zellert és a hagymát olajon megpirítjuk egy serpenyőben, közepes lángon öt percig, vagy amíg a garnélarák rózsaszínűvé nem válik.

2. Adjuk hozzá a többi hozzávalót, és pirítsuk tovább 10 percig

percig, vagy amíg a zöldségek megpuhulnak.

3. A tálaláshoz oszd el a jambalaya keveréket négy adagolótál között.

4. Tetejét borssal és sajttal megszórjuk, ha szükséges.

Táplálkozási információ:Kalória: 529 Zsír: 17,6 g Fehérje: 26,4 g Szénhidrát: 98,4 g Rost: 32,3 g

Chili csirke adagok: 6

Főzési idő: 1 óra

Hozzávalók:

1 db sárgahagyma apróra vágva

2 evőkanál olívaolaj

2 gerezd fokhagyma, darálva

1 kilós csirkemell bőr nélkül, csont nélkül és kockára vágva 1 zöld kaliforniai paprika apróra vágva

2 csésze csirke alaplé

1 evőkanál kakaópor

2 evőkanál chili por

1 teáskanál füstölt paprika

1 csésze paradicsomkonzerv, apróra vágva

1 evőkanál koriander, apróra vágva

Egy csipet só és fekete bors

Útvonal:

1. Melegíts fel egy edényt az olajjal közepes lángon, add hozzá a hagymát és a fokhagymát, és pirítsd 5 percig.

2. Adjuk hozzá a húst, és pirítsuk még 5 percig.

3. Hozzáadjuk a többi hozzávalót, összeforgatjuk, közepes lángon 40 percig főzzük.

4. A chilit tálkákba osztjuk és ebédre tálaljuk.

Táplálkozási információ:kalória 300, zsír 2, rost 10, szénhidrát 15, fehérje 11

Fokhagymás és lencseleves adagok: 4

Főzési idő: 15 perc

Hozzávalók:

2 evőkanál extra szűz olívaolaj

2 közepes sárgarépa, vékonyra szeletelve

1 kis fehér hagyma ¼ hüvelykes kockákra vágva

2 gerezd fokhagyma, vékonyra szeletelve

1 teáskanál őrölt fahéj

1 teáskanál só

¼ teáskanál frissen őrölt fekete bors

3 csésze zöldségleves

1 (15 uncia) konzerv lencse, lecsepegtetve és leöblítve 1 evőkanál darált vagy reszelt narancshéj

¼ csésze darált dió (opcionális)

2 evőkanál finomra vágott friss lapos petrezselyem Használat:

1. Melegítse fel az olajat nagy lángon egy nagy fazékban.

2. Tegye bele a sárgarépát, a hagymát és a fokhagymát, és párolja, amíg megpuhul, 5-7.

percek.

3. Tegye bele a fahéjat, sót és borsot, és keverje meg, hogy egyenletesen bevonja a zöldségeket, 1-2 percig.

4. Tedd fel a húslevest és forrald fel. Pároljuk, majd tegyük bele a lencsét, és főzzük 1 percig.

5. Keverje hozzá a narancshéjat, és tálalja, megszórva dióval (ha használ) és petrezselyemmel.

Táplálkozási információ:Kalória 201 Összes zsír: 8 g Összes szénhidrát: 22 g Cukor: 4 g Rost: 8 g Fehérje: 11 g Nátrium: 1178 mg

Zsíros cukkini és csirke klasszikus Santa Fe-i keverősütéssel

Adagok: 2

Főzési idő: 15 perc

Hozzávalók:

1-evőkanál olivaolaj

2 db csirkemell, szeletelve

1 db vöröshagyma apróra vágva

2 gerezd fokhagyma, darált 1 db cukkini, kockára vágott ½ csésze sárgarépa, felaprítva

1 tk paprika, füstölt 1 tk kömény, őrölt

½ teáskanál chili por ¼ teáskanál tengeri só

2-evőkanál friss lime lé

¼ csésze koriander, frissen aprítva

Barna rizs vagy quinoa, tálaláskor

Útvonal:

1. Pároljuk a csirkét olívaolajon körülbelül 3 percig, amíg a csirke megbarnul. Félretesz, mellőz.

2. Használja ugyanazt a wokot, és adja hozzá a hagymát és a fokhagymát.

3. Addig főzzük, amíg a hagyma megpuhul.

4. Adjuk hozzá a sárgarépát és a cukkinit.

5. Keverje össze a keveréket, és főzze tovább körülbelül egy percig.

6. Adja hozzá az összes fűszert a keverékhez, és keverje tovább egy percig.

7. Tegye vissza a csirkét a wokba, és öntse hozzá a lime levét.

8. Kevergetve főzzük, amíg minden átsül.

9. A tálaláshoz helyezze a keveréket főtt rizsre vagy quinoára, és tegye rá a frissen apróra vágott koriandert.

Táplálkozási információ:Kalória: 191 Zsír: 5,3 g Fehérje: 11,9 g Szénhidrát: 26,3 g Rost: 2,5 g

Tilapia tacos, félelmetes gyömbér-szezám salátával

Adagok: 4

Főzési idő: 5 óra

Hozzávalók:

1 tk friss gyömbér, reszelve

Só és frissen tört fekete bors ízlés szerint 1 teáskanál stevia

1 evőkanál szójaszósz

1 evőkanál olívaolaj

1 evőkanál citromlé

1 evőkanál natúr joghurt

1½ font tilápia filé

1 csésze káposztasaláta keverék

Útvonal:

1. Kapcsolja be az instant edényt, adjon hozzá minden hozzávalót, kivéve a tilápia filé és a káposztasaláta keveréket, és keverje jól össze.

2. Ezután adjuk hozzá a filéket, dobjuk jó bevonatig, zárjuk le fedővel, nyomjuk meg a

'lassú főzés' gombot, és főzzük 5 órán keresztül, félidőben megfordítva a filét.

3. Ha kész, tegyük át a filéket egy edénybe, és hagyjuk teljesen kihűlni.

4. Az ételek elkészítéséhez osszuk el a káposztasaláta keveréket négy légmentesen záródó edény között, adjuk hozzá a tilápiát, és tegyük hűtőszekrénybe legfeljebb három napig.

5. Ha készen áll a fogyasztásra, melegítse fel a tilápiát a mikrohullámú sütőben forróra, majd tálalja káposztasalátával.

Táplálkozási információ:Kalória 278, összes zsír 7,4 g, szénhidrát összesen 18,6 g, fehérje 35,9 g, cukor 1,2 g, rost 8,2 g, nátrium 194 mg

Curry lencsepörkölt adagok: 4

Főzési idő: 15 perc

Hozzávalók:

1 evőkanál olívaolaj

1 hagyma, apróra vágva

2 gerezd fokhagyma, darálva

1 evőkanál bio curry fűszerkeverék

4 csésze bio alacsony nátriumtartalmú zöldségleves 1 csésze vöröslencse

2 csésze vajtök, főzve

1 csésze kelkáposzta

1 teáskanál kurkuma

Tengeri só ízlés szerint

Útvonal:

1. Az olívaolajat a hagymával és a fokhagymával együtt közepes lángon megdinszteljük, majd hozzáadjuk. 3 percig pirítjuk.

2. Adja hozzá a bio curry fűszert, a zöldséglevest és a lencsét, és forralja fel – főzzük 10 percig.

3. Keverje hozzá a főtt vajtököt és a kelkáposztát.

4. Adja hozzá ízlés szerint a kurkumát és a tengeri sót.

5. Melegen tálaljuk.

<u>Táplálkozási információ:</u>Összes szénhidrát 41 g élelmi rost: 13 g fehérje: 16 g teljes zsír: 4 g kalória: 252

Kelkáposzta cézár saláta grillezett csirkehússal, adagok: 2

Főzési idő: 20 perc

Hozzávalók:

6 csésze göndör kelkáposzta, apró, falatnyi darabokra vágva ½ tojás; főtt

8 uncia grillezett csirke, vékonyra szeletelve

½ teáskanál dijoni mustár

¾ csésze parmezán sajt, finomra aprítva

őrölt feketebors

kóser só

1 gerezd fokhagyma, felaprítva

1 csésze koktélparadicsom, negyedelve

1/8 csésze citromlé, frissen facsart

2 nagy tortilla vagy két Lavash laposkenyér

1 teáskanál agavé vagy méz

1/8 csésze olívaolaj

Útvonal:

1. Egy nagyméretű keverőtálban keverje össze a felvert tojás felét mustárral, darált fokhagymával, mézzel, olívaolajjal és citromlével. Habverővel addig keverjük, amíg az állagszerű ruhát nem kapjuk. Ízlés szerint borssal és sóval ízesítjük.

2. Adjuk hozzá a koktélparadicsomot, a csirkét és a kelkáposztát; óvatosan dobd fel, amíg szépen be nem vonja az öntettel, majd adj hozzá ¼ csésze parmezánt.

3. Terítse ki a lapos kenyereket és egyenletesen oszlassa el az elkészített salátát a pakolások tetején; szórjuk meg mindegyiket körülbelül ¼ csésze parmezánnal.

4. Tekerje fel a pakolásokat és szeletelje félbe. Azonnal tálaljuk és élvezzük.

Táplálkozási információ:kcal 511 Zsír: 29 g Rost: 2,8 g Fehérje: 50 g

Spenót bab saláta adagok: 1

Főzési idő: 5 perc

Hozzávalók:

1 csésze friss spenót

¼ csésze konzerv feketebab

½ csésze konzerv garbanzo bab

½ csésze cremini gomba

2 evőkanál bio balzsamecetes vinaigrette 1 evőkanál olívaolaj

Útvonal:

1. Főzzük a cremini gombát az olívaolajon alacsony, közepes lángon 5 percig, amíg enyhén megpirulnak.

2. Állítsd össze a salátát úgy, hogy a friss spenótot egy tányérra teszed, és a babot, a gombát és a balzsamecettel megkened.

Táplálkozási információ:Összes szénhidrát 26 g élelmi rost: 8 g fehérje: 9 g teljes zsír: 15 g kalória: 274

Kérges lazac dióval és rozmaringgal, adagok: 6

Főzési idő: 20 perc

Hozzávalók:

1 gerezd fokhagyma apróra vágva

1 evőkanál dijoni mustár

¼ evőkanál citromhéj

1 evőkanál citromlé

1 evőkanál friss rozmaring

1/2 evőkanál méz

Olivaolaj

Friss petrezselyem

3 evőkanál darált dió

1 font bőr nélküli lazac

1 evőkanál frissen őrölt pirospaprika

Só bors

Citromszeletek a díszítéshez

3 evőkanál Panko zsemlemorzsa

1 evőkanál extra szűz olívaolaj

Útvonal:

1. A tepsit kiterítjük a sütőbe, és előmelegítjük 240 C-ra.

2. Egy tálban összekeverjük a mustárpürét, a fokhagymát, a sót, az olívaolajat, a mézet, a citromlevet, a törött pirospaprikát, a rozmaringot, a gennyes mézet.

3. Keverje össze a pankót, a diót és az olajat, és terítsen vékony halszeletet a tepsire. Egyformán permetezzen olívaolajat a hal mindkét oldalára.

4. Helyezzen diós keveréket a lazacra, a tetejére pedig a mustáros keveréket.

5. A lazacot majdnem 12 percig sütjük. Díszítsük friss petrezselyemmel és citromkarikákkal, és forrón tálaljuk.

Táplálkozási információ:Kalória 227 szénhidrát: 0 g zsír: 12 g fehérje: 29 g

Sült édesburgonya vörös Tahini szósszal

Adagok: 4

Főzési idő: 30 perc

Hozzávalók:

15 uncia konzerv csicseriborsó

4 közepes méretű édesburgonya

½ evőkanál olívaolaj

1 csipet só

1 evőkanál limelé

1/2 evőkanál kömény, koriander és paprikapor fokhagymás fűszernövény szószhoz

¼ csésze tahini szósz

½ evőkanál lime lé

3 gerezd fokhagyma

Só ízlés szerint

Útvonal:

1. A sütőt előmelegítjük 204°C-ra. Dobd meg a csicseriborsót sóval, fűszerekkel és olívaolajjal. A fólialapra terítjük őket.

2. Kenje meg olajjal a vékony édesburgonya szeleteket, helyezze a pácolt babra, és süsse meg.

3. A szószhoz keverje össze az összes rögzítést egy tálban. Adjunk hozzá egy kevés vizet, de tartsuk sűrűn.

4. 25 perc elteltével vegye ki az édesburgonyát a sütőből.

5. Díszítse ezt a sült édesburgonyás csicseriborsó salátát csípős fokhagymás szósszal.

Táplálkozási információ:Kalória 90 Szénhidrát: 20 g Zsír: 0 g Fehérje: 2 g

Olasz nyári squash leves adagok: 4

Főzési idő: 15 perc

Hozzávalók:

3 evőkanál extra szűz olívaolaj

1 kis vöröshagyma, vékonyra szeletelve

1 gerezd fokhagyma, felaprítva

1 csésze reszelt cukkini

1 csésze aprított sárga tök

½ csésze reszelt sárgarépa

3 csésze zöldségleves

1 teáskanál só

2 evőkanál finomra vágott friss bazsalikom

1 evőkanál finomra vágott friss metélőhagyma

2 evőkanál fenyőmag

Útvonal:

1. Melegítse fel az olajat nagy lángon egy nagy fazékban.

2. Tegye rá a hagymát és a fokhagymát, és párolja, amíg megpuhul, 5-7 percig.

3. Hozzáadjuk a cukkinit, a tököt és a sárgarépát, és 1-2 percig puhára pároljuk.

4. Adjuk hozzá a húslevest és a sót, és forraljuk fel. Pároljuk 1-2 percen belül.

5. Keverjük hozzá a bazsalikomot és a metélőhagymát, és fenyőmaggal megszórva tálaljuk.

Táplálkozási információ:Kalória 172 Összes zsír: 15 g Összes szénhidrát: 6 g Cukor: 3 g Rost: 2 g Fehérje: 5 g Nátrium: 1170 mg

Sáfrány- és lazacleves adagok: 4

Főzési idő: 20 perc

Hozzávalók:

¼ csésze extra szűz olívaolaj

2 póréhagyma, csak fehér részek, vékonyra szeletelve

2 közepes sárgarépa, vékonyra szeletelve

2 gerezd fokhagyma, vékonyra szeletelve

4 csésze zöldségleves

1 kiló bőr nélküli lazacfilé, 1 hüvelykes darabokra vágva 1 teáskanál só

¼ teáskanál frissen őrölt fekete bors

¼ teáskanál sáfrányszál

2 csésze bébispenót

½ csésze száraz fehérbor

2 evőkanál apróra vágott mogyoróhagyma, fehér és zöld részek egyaránt 2 evőkanál finomra vágott friss lapos petrezselyem Használat:

1. Egy nagy lábosban felhevítjük az olajat.

2. Adjuk hozzá a póréhagymát, a sárgarépát és a fokhagymát, és pároljuk, amíg megpuhul, 5-7

percek.

3. Tedd fel a húslevest és forrald fel.

4. Pároljuk, és hozzáadjuk a lazacot, a sót, a borsot és a sáfrányt. Főzzük, amíg a lazac meg nem fő, körülbelül 8 percig.

5. Adjuk hozzá a spenótot, a bort, a mogyoróhagymát és a petrezselymet, és főzzük, amíg a spenót megfonnyad, 1-2 percig, és tálaljuk.

Táplálkozási információ:Kalória 418 Összes zsír: 26 g Összes szénhidrát: 13 g Cukor: 4 g Rost: 2 g Fehérje: 29 g Nátrium: 1455 mg

Thai ízű csípős és savanyú garnélarák-gombaleves

Adagok: 6

Főzési idő: 38 perc

Hozzávalók:

3 evőkanál sótlan vaj

1 font garnélarák, meghámozva és kivágva

2 tk darált fokhagyma

1 hüvelykes darab gyömbérgyökér, meghámozva

1 közepes hagyma, felkockázva

1 piros thai chili apróra vágva

1 citromfű szár

½ teáskanál friss lime héj

Só és frissen tört fekete bors, ízlés szerint 5 csésze csirkehúsleves

1 evőkanál kókuszolaj

½ font cremini gomba, szeletekre vágva

1 kis zöld cukkini

2 evőkanál friss limelé

2 evőkanál halszósz

¼ csokor friss thai bazsalikom, apróra vágva

¼ csokor friss koriander, apróra vágva

Útvonal:

1. Vegyünk egy nagy edényt, helyezzük közepes lángra, adjuk hozzá a vajat, és ha felolvad, adjunk hozzá garnélarákot, fokhagymát, gyömbért, hagymát, chilit, citromfüvet és lime héját, ízesítsük sóval és fekete borssal, és főzzük 3 percig.

2. Felöntjük húslével, 30 percig pároljuk, majd leszűrjük.

3. Vegyünk egy nagy serpenyőt közepes lángon, adjunk hozzá olajat, és ha forró, adjuk hozzá a gombát és a cukkinit, ízesítsük még sóval és fekete borssal, és főzzük 3 percig.

4. Adja hozzá a garnélarákos keveréket a serpenyőbe, párolja 2 percig, öntse meg lime levével és halszósszal, és főzze 1 percig.

5. Kóstolja meg a fűszerezést, majd vegye le a serpenyőt a tűzről, díszítse korianderrel és bazsalikommal, és tálalja.

Táplálkozási információ:Kalória 223, összes zsír 10,2 g, szénhidrát összesen 8,7 g, fehérje 23 g, cukor 3,6 g, nátrium 1128 mg

Orzo szárított paradicsommal Hozzávalók:

1 font csont nélküli, bőr nélküli csirke mell, 3/4 hüvelykes darabokra vágva

1 evőkanál + 1 tk olívaolaj

Só és ropogósra őrölt sötét bors

2 gerezd fokhagyma, felaprítva

1/4 csésze (8 oz) száraz orzo tészta

2 3/4 csésze alacsony nátriumtartalmú csirkealaplé, ekkor változatosabb (ne használjunk közönséges leveket, túl sós lesz) 1/3 csésze napon szárított paradicsom rész fűszernövényekkel töltött olajban (kb. 12 rész. Rázza le a bőséges olaj egy része), finomra törték egy tápfeldolgozóban

1/2 - 3/4 csésze finomra tört parmezán cheddar, ízlés szerint 1/3 csésze hasított ropogós bazsalikom

Útvonal:

1. Meleg 1 evőkanál olívaolaj egy Saute edényben közepesen magas hőmérsékleten.

2. Ha már csillog, tegyük bele a csirkemellet, sózzuk és borsozzuk finoman, és főzzük fényesre. Ekkor körülbelül 3 percig fordítsuk a fordított oldalára, és főzzük, amíg ragyogó sötét színűvé nem válik, és körülbelül 3 percig sütjük. A csirkét tányérra tesszük, alufóliával lekenjük, hogy melegen tartsuk.

3. Maradjon 1 teáskanál olívaolajat az étel pirításához azon a ponton, adjon hozzá fokhagymát, és párolja 20 másodpercig, vagy csak addig, amíg finoman ragyogó lesz. Ekkor öntsön csirkehúslevet, miközben kikaparja a főtt darabokat a serpenyő aljáról.

4. Melegítse fel forráspontig az alaplevet ezen a ponton, beleértve az orzo tésztát, csökkentse a meleget egy közepesen kiterített serpenyőre fedővel, és hagyja finoman buborékolni. 5 percig ezen a ponton felfed, keverje össze és folytassa a buborékolást, amíg az orzo finom lesz, körülbelül 5 percig. hosszabb, időnként turmixoljuk (ne stresszeljük, ha még van egy kis lé, attól valami szaftos lesz).

5. Amikor a tészta megfőtt, dobja bele a csirkét orzóval, és húzza ki a tűzről. Hozzáadjuk a parmezán cheddart, és addig keverjük, amíg fel nem oldódik, majd szórjuk bele a szárított paradicsomot, bazsalikomot és fűszerezzük

borssal (nem kell sót igényelni, de tegyünk bele egy keveset, ha úgy gondolja, hogy szüksége van rá).

6. Ha akarod, adj hozzá még több levet a hígításhoz (miközben a tészta pihen, bőségesen magába szívja a folyadékot, én pedig némi bőséggel élveztem, így valamivel többet tettem bele). Melegen tálaljuk.

Gomba- és céklaleves adagok: 4

Főzési idő: 40 perc

Hozzávalók:

2 evőkanál olívaolaj

1 db sárgahagyma apróra vágva

2 cékla, meghámozva és nagy kockákra vágva

1 kilós fehér gomba, szeletelve

2 gerezd fokhagyma, darálva

1 evőkanál paradicsompüré

5 csésze zöldségalaplé

1 evőkanál petrezselyem, apróra vágva

Útvonal:

1. Melegíts fel egy edényt az olajjal közepes lángon, add hozzá a hagymát és a fokhagymát, és pirítsd 5 percig.

2. Adjuk hozzá a gombát, keverjük össze és pirítsuk még 5 percig.

3. Adjuk hozzá a répát és a többi hozzávalót, forraljuk fel, és közepes lángon főzzük még 30 percig, időnként megkeverve.

4. A levest tálakba merítjük és tálaljuk.

Táplálkozási információ:kalória 300, zsír 5, rost 9, szénhidrát 8, fehérje 7

Parmezános csirkehúsgombóc Hozzávalók:

2 kiló darált csirke

3/4 csésze panko zsemlemorzsa gluténmentes panko jól működik 1/4 csésze finomra darált hagyma

2 evőkanál darált petrezselyem

2 gerezd fokhagyma aprítva

1 kis citrom kb. 1 teáskanál 2 tojás

3/4 csésze tönkretett Pecorino Romano vagy parmezán cheddar 1 teáskanál valódi só

1/2 teáskanál ropogósra őrölt sötét bors

1 liter Five Minute Marinara szósz

4-6 uncia mozzarella ropogósra vágva

Útvonal:

1. Melegítse elő a tűzhelyet 400 fokra úgy, hogy az állványt a broiler felső harmadába állítsa. Egy hatalmas tálban a marinarán és a mozzarellán kívül mindent összekeverünk. Kezével vagy egy hatalmas kanál segítségével finoman keverje össze. Kikanalazzuk és kis húsgombócokat formázunk, és fóliával bélelt fűtőlapra tesszük. Helyezze a húsgombócokat igazán közel

egymáshoz a tányéron, hogy illeszkedjenek. Minden húsgombócra egy fél evőkanál szószt kanalazunk. 15 percig melegítjük.

2. Vegye ki a húsgombócokat a tűzhelyről, és növelje a brojler hőmérsékletét a főzéshez. Minden húsgombócra kanalazzon egy fél evőkanál szószt, és tegyen rá egy kis négyzet alakú mozzarellát. (Az enyhe vágásokat 1"-es négyzet alakú darabokra vágtam.) Pároljuk további 3 percig, amíg a cheddar megpuhul és ragyogóvá nem válik. Ajándékozza meg extra szósszal. Értékeljük!

Alla Parmigiana húsgombóc Hozzávalók:

A húsgombócokhoz

1,5 font őrölt hamburger (80/20)

2 ek ropogós petrezselyem, hasítva

3/4 csésze őrölt parmezán cheddar

1/2 csésze mandulaliszt

2 tojás

1 tk fit só

1/4 teáskanál őrölt sötét bors

1/4 teáskanál fokhagyma por

1 tk szárított hagyma csepp

1/4 teáskanál szárított oregánó

1/2 csésze meleg víz

A Parmigiana számára

1 csésze egyszerű keto marinara szósz (vagy bármilyen cukormentes, helyben beszerzett marinara)

4 oz mozzarella cheddar

Útvonal:

1. A húsgombóc rögzítőelemeit egy hatalmas tálba illesztjük, és jól turmixoljuk össze.

2. Strukturálja tizenöt 2 hüvelykes húsgombócra.

3. Készítse elő 350 fokon (F) 20 percig, VAGY süsse egy hatalmas serpenyőben közepes lángon, amíg meg nem fő. Ász-tipp – pirítsd meg szalonnaolajban, ha van – ez egy másik fokú ízt is tartalmaz. A Fricasseeing a fenti fényképeken látható ragyogó sötét színű árnyékolást produkálja.

4. A Parmigiana esetében:

5. Helyezze a megfőtt húsgombócokat tűzhelybiztos edénybe.

6. Minden húsgombócra kanalazzon nagyjából 1 ek szószt.

7. Kenjük meg nagyjából 1/4 oz mozzarella cheddarral.

8. Készítse elő 350 fokon (F) 20 percig (40 percig, ha a húsgombóc megszilárdult), vagy amíg át nem melegszik, és a cheddar ragyogó lesz.

9. Díszítés új petrezselyemmel, amikor csak akarja.

Lapos Pulykamell Arany Zöldségekkel

Adagok: 4

Főzési idő: 45 perc

Hozzávalók:

2 evőkanál sótlan vaj, szobahőmérsékleten 1 közepes makktök kimagozva és vékonyra szeletelve 2 nagy aranyrépa, hámozott és vékonyra szeletelt ½ közepes sárga hagyma, vékonyra szeletelve

½ csont nélküli, bőrös pulykamell (1-2 font) 2 evőkanál méz

1 teáskanál só

1 teáskanál kurkuma

¼ teáskanál frissen őrölt fekete bors

1 csésze csirkehúsleves vagy zöldségleves

Útvonal:

1. Melegítse elő a sütőt 400°F-ra. A tepsit kikenjük vajjal.

2. A sütőtököt, a répát és a hagymát egy rétegben elrendezzük a tepsiben. Tegye a pulykát bőrével felfelé. Meglocsoljuk a mézzel.

Sóval, kurkumával és borssal ízesítjük, majd hozzáadjuk a húslevest.

3. Addig sütjük, amíg a pulyka 165°F-ot nem regisztrál a közepén egy azonnali leolvasású hőmérővel, 35-45 percig. Kivesszük, és 5 percig pihentetjük.

4. Szeleteljük és tálaljuk.

Táplálkozási információ:Kalória 383 Összes zsír: 15 g Összes szénhidrát: 25 g Cukor: 13 g Rost: 3 g Fehérje: 37 g Nátrium: 748 mg

Kókuszzöld curry főtt rizzsel, adagok: 8

Főzési idő: 20 perc

Hozzávalók:

2 evőkanál olívaolaj

12 uncia tofu

2 közepes édesburgonya (kockákra vágva)

Só ízlés szerint

314 uncia kókusztej

4 evőkanál zöld curry paszta

3 csésze brokkoli virág

Útvonal:

1. Távolítsa el a felesleges vizet a tofuról, és közepes lángon süsse meg. Sózzuk, és 12 percig pirítjuk.

2. A kókusztejet, a zöld curry pasztát és az édesburgonyát főzzük közepes lángon, és pároljuk 5 percig.

3. Most adjuk hozzá a brokkolit és a tofut, és főzzük majdnem 5 percig, amíg a brokkoli színe megváltozik.

4. Tálaljuk ezt a kókuszos és zöld curryt egy marék főtt rizzsel és sok mazsolával a tetején.

Táplálkozási információ:Kalória 170 szénhidrát: 34 g zsír: 2 g fehérje: 3 g

Édesburgonya és csirke leves lencsével, adagok: 6

Főzési idő: 35 perc

Hozzávalók:

10 zellerszár

1 Házi főtt vagy forgó csirke

2 közepes édesburgonya

5 uncia francia lencse

2 evőkanál friss limelé

½ fej falatnyi escarole

6 gerezd vékonyra szeletelt fokhagyma

½ csésze kapor (apróra vágva)

1 evőkanál kóser só

2 evőkanál extra szűz olaj

Útvonal:

1. Adjunk hozzá sót, csirkemellet, lencsét és édesburgonyát 8 dl vízben, és forraljuk fel nagy lángon.

2. Főzzük ezeket a tételeket majdnem 10-12 percig, és szedjük le róla az összes habformát.

3. Főzzük a fokhagymát és a zellert olajban majdnem 10 percig, amíg megpuhul

& világosbarna, majd adjunk hozzá felaprított sült csirkét.

4. Adja hozzá ezt a keveréket az escarole leveshez, és folyamatosan keverje 5 percig

perc közepes lángon.

5. Adjunk hozzá citromlevet, és keverjük hozzá a kaprot. A szezon forró levest sóval tálaljuk.

Táplálkozási információ:Kalória 310 szénhidrát: 45 g zsír: 11 g fehérje: 13 g